# 健康の結論

「胃腸は語る」ゴールド篇

米国アルバート・アインシュタイン
医科大学外科教授／
ベス・イスラエル病院内視鏡部長
新谷弘実【著】
*Shinya Hiromi*

弘文堂

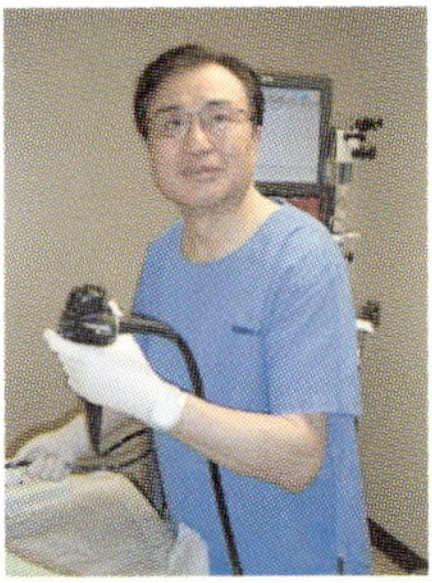

## 新谷弘実 *Shinya Hiromi*

●1968年にシンヤ挿入法といわれる大腸内視鏡挿入法を開発し、翌1969年世界で初めて大腸鏡によるポリープ切除に成功。日米で30万人以上の胃腸内視鏡検査と10万例以上のポリペクトミーを行っているこの分野の第一人者。

●1935年福岡県柳川市生まれ。順天堂大学医学部卒業後1963年渡米し、胃腸内視鏡学のパイオニアとして活躍。現在アルバート・アインシュタイン医科大学外科教授およびベス・イスラエル病院内視鏡部長。日本では、元赤坂胃腸クリニック（前田病院内）・半蔵門胃腸クリニック等の顧問などを兼任し、診察・治療を行っている。

●著書に『コロノスコピー』（英語版・日本語版:ともに医学書院刊）、『胃腸は語る～胃相腸相からみた健康・長寿法～』『胃腸は語る・食卓篇［レシピ集］』（弘文堂）、『「腸」の健康革命～「コーヒー・エネマ」（腸内洗浄）が病気を予防する!～』（日本医療企画）、『病気にならない生き方』（サンマーク出版）など。

●日米での診療・後進指導のかたわら、音楽や美術、スポーツに親しみ、また奨学金を創設するなど、幅広い社会活動も行っている。2004年12月、アメリカ内視鏡学会（ASGE）より長年の貢献を讃えられ表彰された。

# 目次

目次

## 第Ⅰ章　体内酵素と腸内細菌が生命力を決める

私たちの生命活動の根源には酵素の力があります。健康・若さを保つということは、体内に酵素が十分保たれていることなのです。

その大切な体内酵素を作り出すのが腸内細菌です。

体内酵素と腸内細菌の働きを詳しく知り、いかにして健康維持、老化防止を図るかを考えてみましょう。

目次

## 第Ⅱ章　老化を早め、病気を作る活性酸素

活性酸素とは呼吸によって取り入れた酸素が生み出す副産物。

通常の量であれば害はありません。

現代社会が人間の体の処理能力を超える量の活性酸素を発生させる環境を作り出したことが問題。

何が活性酸素を発生させ、体にどんな害を及ぼすのか……

まずこれを知り、そして、
活性酸素に負けない体を作るにはどうしたらよいのか……

これを詳しくみていきます

目次

序

# 新谷式——まずはおさらい

私は食事と健康の関係を多くの方々に伝えるべく、一九九八年に『胃腸は語る〜胃《い》相《そう》腸相《ちょうそう》からみた健康・長寿法〜』という本を上梓して、胃相・腸相を良くする食事健康法を具体的に解説しました。この本が多数の読者を得たことで、健康・長寿法について、いかに多くの人が関心をもっているかを実感しました。

そこで本書『健康の結論』では、さまざまな医学情報によって説かれる健康法や健康に良いとされる物質を私の理論の中に位置づけることなども試みながら、お話を一歩進めて、半健康状態からほんとうの病気になる前にそれを防ぐにはどうしたらよいのか、その方法なども述べていきます。現在健康な方々、あるいは〈未病《みびょう》〉領域にいる方々のために、健康維持と密接に関与する体内酵素《たいないこうそ》や腸内細菌《ちょうないさいきん》の重要性、そして活性酸素《かっせいさんそ》（フリーラジカル）の有害性を説明し、さらには病気になるメカニズムと病気の完全な予防法について具体的にお伝えしたいと思います。

まずは、前著の内容をおさらいすることから始めましょう。

# 胃相・腸相という発想はこうして生まれた

## ●胃相・腸相がきれいな人は体全体が健康です

私はアメリカと日本で過去三十七年間にわたり、約三十万人の胃腸や大腸を内視鏡で診察し、治療してきました。私が外科のレジデント（研修医）として初めて渡米したのは一九六三年のことです。やがて一九六七年にシニア・レジデントとして外科の患者さんの診察や治療にあたっているとき、食道・胃・十二指腸内視鏡（ガストロカメラ・ファイバースコープ）と大腸内視鏡（コロノスコープ）を手にし、これらの内視鏡を使ってポリープを切除することができないだろうかと考えました。

一九六八年、私がチーフ・レジデントの時、コロノスコープ（大腸内視鏡）を直腸から全結腸に挿入する技術を確立し、同時に「スネア・コーテリィ・デバイス」という、大腸ポリープを大腸内視鏡を通して切除する器具を考案し、オリンパス社に開発を依頼しました。一方そのプロトタイプのスネアを使って臨床実験を重ね、一九六九年には大腸内視鏡を使って、開腹手術をすることなく大腸ポリープを切除することに世界で初めて成功したのです。このポリープを切除する技術（ポリペクトミー）は、ただちに胃・食道・小腸などのポリープの切除にも応用しました。

こうして胃腸内視鏡の専門医として胃腸内視鏡検査を行ううちに、私はある重要なことに気がつきました。それは、数カ月から一年ぐらいで胃相《いそう》や腸相《ちょうそう》がその人の飲み物や食べ物によって変化するということです。また、胃相・腸相がきれいな人は、単に胃腸の状態が良いというだけでなく、体全体が健康だということです。内視鏡で胃相・腸相をみると、全身の健康状態もよくわかるということです。

## ●悪いものを摂っていれば体に異変が起こる。間違った排泄法や生活習慣は胃相・腸相を悪くする

胃腸は食物を消化し、不要なものを排出するところです。したがって、胃相・腸相

には摂取《せっしゅ》する食べ物・飲み物や食習慣の影響が素直にあらわれます。悪いものを摂《と》っていれば、体の中で悪い食事・水分の成分が作用するわけですから、体に異変が起こるのも当然です。また間違った排泄法《はいせつほう》や生活習慣を続けていれば、確実に胃相・腸相は悪くなるのです。そして体の健康状態も悪くなり、老化も急速に進むということになります。

内視鏡で検査を始めた頃、肉食を中心としてきたアメリカ人の大腸をみて、私は驚きました。アメリカ人の腸は固く短く、粘膜ひだが多発しています。また内腔《ないくう》も狭く、憩室《けいしつ》（ポケット状の大腸のくぼみ）があり、宿便《しゅくべん》の残存が多くみられました。しかも、そのような腸相の人の多くは、大腸ポリープ、大腸ガン、大腸炎、憩室《けいしつ》炎といった大腸の病気を発症しています。さらには動脈硬化、高血圧、心臓病、糖尿病、肥満といった生活習慣病や、前立腺《ぜんりつせん》ガンや乳ガンなどもわずらっていました。アメリカでは一九五〇年代から七〇年代にかけて、高たんぱく食、高脂肪食が蔓延していました。そうした食生活が腸相に反映されていたのです。

## ●動物性食品を多く摂る悪い食習慣――日本人の大腸がアメリカ人の腸相に似てきた

ところが、一九八〇年から年二回のべ四カ月ほど日本に帰国し、日本人の胃腸の診察をするようになって、私はまたも驚きました。日本人の大腸がアメリカ人の腸相に似てきたからです。これは一九六〇年代、七〇年代の高度経済成長期を経て、日本人の食生活に肉、牛乳、乳製品などの動物食が多くなったからです。昔の日本人の食生活は、未精製の穀物、野菜、豆類、海草類、魚介類などが中心でした。しかし、国民の生活が豊かになるとともに、肉類、牛乳、乳製品といった動物性食品を多く摂るようになりました。その結果、日本人も腸相が悪くなり、大腸ポリープ、大腸ガンが急激に増えてきたのです。

一九六一年からは、学校給食で学童全員に強制的に牛乳を飲ませるようにし、日本全体が一体となって牛乳と乳製品（チーズ、バター、ヨーグルト、クリームなど）を、健康に非常に良い、また骨を丈夫にする食品として摂取するようになりました。これは完全な誤りです。

まず私自身の牛乳の経験からお話ししますと、大学受験の朝、ホテルのおばさんに勧められて、それまで飲んだこともなかった牛乳をコップに二杯ほど飲んで公立大学の受験場に行ったところ、試験中に十分から二十分おきにトイレに通う羽目になり、見事に受験に失敗しました。典型的な乳糖不耐症《にゅうとうふたいしょう》です。私の小学校（国民学校といっていました）、中学校（第二次大戦直後）の時代には牛乳はまだあまり出回っておらず、十八歳の大学受験の時が牛乳を飲んだ最初で最後の経験でした。だから私は、その後五十年以上の間、一滴の牛乳も飲まずに過ごしてきました。

その後医学部を卒業し、横須賀にあるアメリカ海軍病院でインターンをしたときに、医学生の時に見たこともない病気、すなわちアトピー性皮膚炎やアレルギー性鼻炎などのさまざまなアレルギー疾患、そして若年者を中心に潰瘍性大腸炎《かいようせいだいちょうえん》、クローン病などの病気の患者をはじめて診察し、治療の体験をしました。まだその時までは何が原因でこのような病気が起こるのか、まったくわかりませんでした。どうしてアメリカ人の病気は日本人の病気と違うのだろうと思っていろいろ質問しましたが、アメリカ人のドクターたちも「原因など不明だし、治療法もあまり成功していないよ」と教えてくれました。

## 食物・水・排泄。これが健康の三大要素

### ●胃相・腸相は健康や寿命を映し出す鏡である

胃腸の状態は、体の健康や寿命を映し出す鏡です。私たちの体は食物と水からできていますから、どのような食物・水をどのように摂り、どのように排泄するかが大切なのです。私は多くの患者さんの内視鏡検査をするようになってから約二、三年目にはじめて気が付いたのです。良い食生活と規則的な排泄とによって、いかにきれいな胃相・腸相を維持するかが、健康と長寿の基本なのだということです。胃相・腸相はその人の健康状態や寿命まで知らせてくれるといっても過言ではありません。

言いかえれば、私たちが小児のようなきれいな若い胃相・腸相を何歳まで、いかに

保持できるかが健康長寿の秘訣なのです。そしてそのようになるためは、そのような食べ物、飲み物を摂り、どのような排泄、運動、ものの考え方（精神状態の維持）をしたらよいのかを強く認識することが大切なのです。

## ●動物食は魚介類が中心。未精製食物や野菜、果物、豆類、海草類などを大いに摂る

ですから、健康と長寿を願うなら、食生活や生活習慣を点検して、正しい食事法や健康法を実行していくことが重要です。アメリカでは一九八〇年頃から、食に対する意識が急速に変わってきました。**高たんぱく食、高脂肪食による生活習慣病の増加の反省から、動物食は魚介類を中心として、未精製穀物や野菜、果物、豆類などを大いに摂るようになったのです。**

それは一九七七年にアメリカの政府が「マクガバン・レポート」を発表したことと関係しています。上院栄養問題特別委員会の委員長であるジョージ・S・マクガバン

は食事の改善を提唱し、「動物脂肪のとりすぎ、砂糖や塩のとりすぎは心臓病やガン、肥満、脳卒中などの病気と因果関係がある。アメリカの主要な病気の原因となる十の病気のうち六つの病気は食生活に原因している。脂肪を減らすこと、精製されていない穀物、野菜、果物などの複合炭水化物をもっと食べ、動物食としては魚介類を食べることである」と説いています。

そうして一九八〇年代からアメリカ人の平均的な食生活は変わり、いまや多くの若者の間ではとても健康的な食環境が浸透しています。一九九〇年代以降、アメリカではガンの死亡率も減少傾向にあります。禁煙策を推し進めたのも効果がありましたし、副流煙《ふくりゅうえん》の害を阻止するため公共の場が一切禁煙になったのも有意義です。こうした約二十五年間にわたるアメリカにおける食生活、生活習慣の変化をみても、健康と長寿は食習慣と生活習慣によってつくられることがよくわかりますし、政治力の大切さを強く感じるのです。

しかし、ひるがえって現在の日本人の食生活はどうでしょうか。今の日本人はアメ

**リカ人に比べて、野菜や果物を食べる量が極端に少なくなっています。量だけでなく、野菜の質にもかなり差があります。**たとえば、ブロッコリーにしても、カルシウムの含有量はアメリカのものと日本のものを比較してみると、アメリカのほうが日本の三倍多いのです。アメリカのブロッコリー一〇〇グラムのカルシウム含有量は一七八ミリグラムであるのに対し、日本のブロッコリーは五七〜五八ミリグラムだそうです。

アメリカの野菜は土壌の違いで、ビタミンやミネラルが日本の野菜より多く含まれています。そのうえ日本のようなビニールハウス栽培ではなく、紫外線をたくさん浴びて育てられるため、野菜自体も大きく育ち、葉や茎もかなりしっかりしています。また紫外線をたっぷり浴びることで、抗酸《こうさん》化《か》作用《さよう》をもつビタミンA、C、E、B類やフラボノイドも植物内に多量に産生されているのです。

## ●野菜・海草類・魚介類の減った日本人の食生活
### ――動物性のものは日本人の体に良い食物ではない

**毎日食べる野菜は、栽培する土壌に補酵素《ほこうそ》（体内酵素の働きを助けます）といわれるビタミンやミネラルがどれだけ含有されているかが、健康や寿命と大いに関わってきます。**動物性食品を食べ続けてきた欧米人は、なぜ健康で長寿を保つことができたかというと、欧米諸国の土壌や水には、日本の何倍もビタミンやミネラルが含まれているからです。

ところが、日本の土壌はもともと火山灰地であるうえに、大量の農薬や化学肥料によって土がやせてきています。水も欧米諸国ではカルシウム、マグネシウムなど多量のミネラルを含んだ硬水であるのに対し、日本の水はミネラル量が十分の一、百分の一の軟水なのです。日本の農業では、生産効率化のため、太陽を遮断したビニールハウス栽培法がさかんです。現在、日本で流通している野菜の三分の一がハウス栽培といわれています。これではいくら野菜を食べていても、ビタミンやミネラルや抗酸化《こうさんか》物質《ぶっしつ》であるフラボノイドを十分に体に取り入れることはできません。

フラボノイドは光合成によってできる黄色系の色素の成分で、強い抗酸化作用を発揮します。カニやエビの甲羅《こうら》や殻《から》に含まれるキチン・キトサンという動物性の食物繊維と並んで私たちの健康維持にきわめて重要な役割を果たす物質として最近注目されています。フラボノイドやキチン・キトサンについては後で詳述します。

**ビタミンは体のサビともいえる酸化を防止し、抗酸化物質として働いて老化やガンなどの病気を防いでくれます。**今の日本の野菜はこのようなビタミンやミネラルの含有量が少ないうえ、土からとれた野菜だけでなく、海からとれる海草類などもあまり食べなくなりました。日本の国土は海に囲まれており、昔の日本人は魚介類から動物性たんぱく質を、海草類から豊富なビタミンやミネラルを摂ってきました。**人間は生まれ育った土地でとれたものを、できるだけ自然のまま食べるのがいちばん良いのです。**日本人の体にとって動物性の食物は、遺伝的にも体質的にも健康な食物とはいえないわけです。

野菜と並んで重要なのが海草類です。寒天、ヒジキ、ワカメ、ノリ、コンブなどの海草には野菜を上回る食物繊維が含まれています。たんぱく質も十分に入っています（例えばノリは三九％がたんぱく質だそうです）。食物繊維は便通をよくし、大腸内の有毒物の排泄に役立ちます。特に重要なのは、海草のぬめりの成分である水溶性の食物繊維、アルギン酸です。消化管内のナトリウムと結びついて便として体外に排出し、高血圧の予防に役立つだけではなく、血液中のコレステロールの量を減らす働きももっています。

カルシウムの含有量も、牛乳と比べて、ヒジキで十四倍、ワカメで十倍といわれ、他にも五、六十種類のミネラルが含まれています。

## ●脂肪分は動物性食品からではなく、穀類、豆類、魚介類から摂るのが賢明

高度経済成長期に日本人の食生活は欧米化したといわれていますが、それは欧米の動物性食品やその食べ方の輸入が主で、植物食の摂り方、すなわちサラダや温野菜を

毎日大皿に二、三杯食べるような習慣は取り入れられていません。その延長で一九八〇年代後半から九〇年代前半にかけてのバブル経済期は美食、飽食の時代となりました。

しかし、動物性食品をふんだんに使用した食事をしていると、確実に健康を損ないます。動物性たんぱく質、脂肪をたくさん摂ることによって、活性酸素《かっせいさんそ》（フリーラジカル）や過酸化脂質《かさんかししつ》（酸化が過剰になった脂という意味です。つまり油のサビです）などの毒素が腸内や体内に多量に発生するからです。また動物性たんぱく質、脂肪、油の摂りすぎにより、腸内で大量の硫化水素《りゅうかすいそ》、アンモニア、スカトール、アミン類などの毒素が発生し、脂肪は体内で大量の過酸化脂質として摂取され、動脈硬化、高血圧の原因となります。腸内では免疫力や抵抗力をつかさどっている腸内細菌のバランスが崩れます。腸内細菌は、体の生命力や恒常性（ホメオスタシス）を保つ酵素を体内で作り出します。体内酵素が体の中で働くには、補酵素《ほこうそ》といわれるビタミン（十六種類）とミネラル（約六十種類）が必要です。

したがって、動物性食品を頻繁に摂取し、なおかつビタミンやミネラルが不足がちになるような食事を続けていたら、体内酵素は十分働けなくなり、健康を害して長寿も保てなくなるのです。いわゆる美食、飽食を享受している人の胃相・腸相が例外なく悪いことはいうまでもありませんし、五十代、六十代で種々の生活習慣病になり、早死にするというシナリオになります。

脂肪や油の摂りすぎの危険性については前著『胃腸は語る』で詳述しました。しかしその弊害は非常に大きいので、いま一度ここで強調しておきます。

脂肪は動物性脂肪と植物性脂肪とに分けられますが、動物性脂肪は体内に老廃物をためやすく肥満の原因物質です。肥満は動脈硬化《どうみゃくこうか》、高血圧、糖尿病、ガンの誘因ともなりますので、動物性脂肪の摂取は極力おさえるべきです。一方の植物性脂肪はリノール酸、リノレン酸、アラキドン酸といった必須脂肪酸《ひっすしぼうさん》を含み、細胞や血管を柔軟にし体内の老廃物を流し出す働きをもっています。

しかしながら、植物性の油が良いからといって、市販の精製された油を頻用するのは考えものです。市販の油はその製造過程でさまざまの化学処理が施されていることが多く、トランス脂肪酸として消化不良や膵臓《すいぞう》の疾患、動脈硬化、肥満を招きかねません。

また、脂肪にはビタミンA、D、E、Kなど脂溶性《しようせい》ビタミンの腸壁からの吸収を助ける働きがあります。しかしこれらのビタミンの吸収のために必要とされる脂肪は非常に微量なので、玄米、ごま、とうもろこし、大豆などに自然に含まれる油で十分です。

体に必要な脂肪分は、穀類、豆類、魚類など日本の伝統的食生活で用いられた食品から自然な形で摂取するほうがはるかに賢明です。

# 私の信念……予防にまさる医学はない

## ●長寿世界一の日本。といっても、半健康の人たちが全体の九割を占める

近代医学や医療の進歩は、食事、生活習慣にじゅうぶん気をつければ、多くの人々が健康で長生きできることを可能にしました。たしかに日本人の平均寿命は、女性が八十五・三三歳、男性は七十八・三六歳で世界一の長寿国となっています（二〇〇四年七月十六日の厚生労働省発表による）。女性は十九年連続で世界一、男性もアイスランド（七十八・七歳）、香港（七十八・六歳）に次ぎ世界第三位です。

しかし、百歳以上の人口を比較すると、アメリカ人の三分の一ほどです。日本の人口はアメリカの人口の約半分ですから、人口比からいうと二分の一でもいいわけですが、実際は三分の一しかいないのです。

なぜ日本人とアメリカ人で、このような違いが出てくるのでしょうか。先にあげた

ように、土壌や水に含まれているビタミンやミネラルの量に差があることも理由のひとつでしょう。それと現在の日本人の食生活のありかたも、関与していると思われます。体に良いと思って、日頃食べたり飲んだりしているものでも、有害なものがたくさんあります。

近年の日本は高齢社会になり、社会全体が「元気で長生きしたい」という意識が強いようです。食事の内容に留意したり、さまざまな健康食品を試す人も増えています。そうした昨今の人々の意識を反映して、健康法や食事法の情報がちまたにあふれ、医療現場にも影響をおよぼしています。しかし、それらの情報のほとんどは即効性のある単発式の健康法として紹介されているにすぎません。もっと体全体をみて健康というものを長続きのする形でとらえる必要があります。

ビタミンAが良い、ビタミンEが良い、赤ワインのポリフェノールが効く、お茶のカテキンが効く、などといっても、それだけを摂取しても、健康を保ち病気を防ぐことができるわけではありません。たとえば、お茶のカテキンが良いといって、農薬を使って作られたお茶を何杯も飲みながら、精製されてビタミンやミネラルや酵素をとりさった白米、肉などを大食し、アルコールやタバコを続けていたら、いずれ高い確率で萎縮性胃炎《いしゅくせいいえん》や胃ガンになります。良い胃相・腸相をつくる毎日の食事、水、排泄、運動、そして心の充実や幸福感、それらの一日一日の長年の積み重ねこそが病気の予防と長寿のための鍵となるのです。

三十七年間に約三十万人のアメリカ人と日本人の胃腸を診断してきた専門医の見地からいえば、日本人の食環境は良好とはいえません。世界一の長寿国といっても、健康な百歳以上の人口はアメリカ人に比べてずっと少ないという、先ほど述べた事実がそのひとつの証拠です。

しかも六十代、七十代にもなれば、多くの人が高血圧、心臓病、糖尿病、動脈硬化、骨粗《こつそ》しょう症などになり、病院通いをしています。三十代、四十代でも、血糖値、尿酸値、中性脂肪、コレステロール値が高い人が三〇〜四〇%強います。また今は年代を問わず、たくさんの人に食欲不振、頭痛、不眠、めまい、じんま疹、胸やけ、疲れやすいといった症状がみられ、いらいら、肩こり、腰痛なども含めると、半健康状態ともいえる人々が全体の九割を占めるといっても過言ではありません。

## ●私たちの暮らす環境は、ビタミンとミネラルの作用にとってマイナスの要因ばかり

半健康状態の人が増えたのは、もちろん食生活や食環境だけが原因ではありません。動物食の増加や、食物そのものとビタミン、ミネラル不足も重大な問題ですが、それだけでなく環境問題やストレスなどの外部要因もあります。現代社会はストレス社会とも換言できますが、私たちは肉体的にも精神的にも強いストレスを受けながら生活しています。

そのため体の中ではストレスによって活性酸素《かっせいさんそ》が発生し、それらの活性酸素を体内酵素が解毒《げどく》するために、体内酵素の働きを補う関係にあるビタミンやミネラルが大量に消耗されることになります。環境の面からみても、私たちが暮らす環境は、ビタミ

ンとミネラルの作用にとってマイナスの要因ばかりです。農薬、化学肥料、食品添加物、電磁波、紫外線、水道水、工場汚染、排気ガス、騒音などが、体内のビタミンやミネラルを消費し、不足に導く原因となっています。

さらに近年の医療制度の弊害として、いわゆる薬漬けも大きな問題のひとつといえるでしょう。病院で処方する薬から、大衆薬としての鎮痛剤、胃薬、便秘薬、カゼ薬など、ほとんどの薬品は食物から摂ったビタミンやミネラルを消耗させ、これらの薬品を解毒するために肝臓内で酵素を大量に消費し、解毒するときに発生する活性酸素をまた中和したり除去するためにさらに体内酵素を使うのです。

また各種の薬品は、免疫力《めんえきりょく》や抵抗力をつかさどる腸内細菌のバランスを崩すことによって、腸内でのビタミンの生成や吸収を妨げ、腸内細菌による三〇〇〇種類ぐらいの酵素を産生する能力も低下させ、体内酵素をよりいっそう消耗していくのです。

私たちは今、免疫力や抵抗力や自然治癒力《しぜんちゆりょく》を高めることがむずかしい環境にいることは間違いありません。健康というのはある日突然阻害されるのではなく、半健康な状態が数カ月から数年続いて、はっきりとした病気を発症するのです。だからこそ、食事、水、排泄、運動、心の充実といった総合的な良い習慣が重要になってくるとともに、体内酵素をいかに消耗せず貯蓄に向けて努力するかを学び実行することが大切なのです。

「予防にまさる医学はない」というのが私の信念です。私の専門医としての知識が、みなさんの病気を防ぐ知恵となることを願っています。

新谷式健康法と私

# 偉大なり、ポリペクトミーの開発

滋賀県　**宮下和夫**　六十七歳

新谷弘実先生の『胃腸は語る』は、胃腸のみならず栄養学や医学全般に亘《わた》る解説が極めて詳細に書かれた書物です。一般の人が読んでも実に解り易く丁寧に解説されています。それらは凡《すべ》て、先生の数多くの手術の実績とご自身の貴重な体験に基づいた成果の証《あか》しです。中でも肉類の大量摂取の戒めや、日本古来の穀物の見直しと水の摂取の大切さなどは、重要な警告と受け取らねばなりません。

私も数年前、便潜血反応陽性という検査結果を貰い、早速、大腸内視鏡検査を受けました。その結果、五ミリ大のポリープが見つかり、即時切除を受けました。その後今日に至るも、何ら大腸の異常はありません。ひと昔前なら開腹手術により、長期入院を余儀なくされ、予後も不十分だったかも知れません。それが先生の開発された大腸内視鏡によるポリペクトミー（ポリープ切除）により、僅か一日だけの入院で退院することができました。長い入院生活と手術後の傷跡のことを思うと本当に夢のようでした。

先生のポリペクトミーの開発は、従来の胃や大腸の内視鏡を単なる検査機器に終わらせず、それを更に治療にまで発展させたという、その発想に偉大さがあるのです。

今日では、ベテランの消化器系の医師であれば、ほぼこのポリペクトミーが実施できるようになりましたが、これもひとえに新谷先生の開発の賜物と言っても過言ではありません。

新谷式健康法と私

## 感動！　痛みも苦しみもない検査

東京都　**古賀国利**　六十七歳

胃腸に関して不安を抱えていた私が、新谷先生の著書『胃腸は語る』を手にしたのは、今から六年半前のことでした。衝撃的だったのはその検査方法で、私はそれまで二度、腸の内視鏡検査を受けましたが、いずれも激痛が伴い検査を途中で止めてもらっていました。

それが新谷先生の検査方法では無痛とある。ご好意を得て半蔵門胃腸クリニックにて、検査していただいたところ、痛みも苦しみもなく、感動すら覚えました。

飲食については、新谷式健康法の正しい水分補給を実行し、植物性食品を増やしました。水分を殆ど摂らず、肉食傾向大の私としては大きな変化でした。その変化はすぐにも好結果として表われ、何かといえば下痢していたのが、全くといっていいほど影を潜め、毎日の生活が明るいものに変わりました。

安心できる検査、きちんとした裏づけのある健康法を知り、人生を前向きに生きることの大切さも教わり、元気に過ごせていることに、先生の著書を紹介して下さった中学時代の恩師へとともに、新谷先生に深く感謝いたしております。この度ゴールド篇が発刊されるとのこと、心待ちしています。

# 何よりのアドバイザー

東京都　**斉藤カネ**　六十三歳

二〇〇二年二月二十七日に倫理文化センターホールで、新谷弘実先生の素晴らしい講演を聴かせていただきました。先生が世界で初めて大腸内視鏡によるポリープ切除に成功したこともその時のお話で知りました。

実は私は、その三カ月前に、大腸のポリープを内視鏡で取ってもらっていました。ポリープも早めに気がつけば、何の心配も痛みもなく取っていただけることを体験したのです。それだけに新谷先生のお話に感動したのです。感動のあまり、講演会の帰り際に先生の『胃腸は語る』と姉妹篇の『胃腸は語る・食卓篇』を買いました。

主食には玄米や副穀物を使いよく嚙むこと、野菜など食物繊維の多いものを食べること、良い水をコップ二杯ほど毎食前に時間をかけて飲むこと……、いろいろなことが、なぜ健康に良いのか、逆になぜ悪いのかが説明つきで書かれていますので、理解しやすく、物知りになったような気分になります。

お友だちにも読ませてあげたら、「あの本を読んだ後自分の食生活が変わった」と、大変喜ばれました。

いつも座右に置いて赤線を引いて読み返しては自分の健康、食生活に気をつけています。その意味で、新谷先生のご本は、私にとって健康に関する何よりのアドバイザーです。感謝しております。ありがとうございます。

# 第Ⅰ章

# 体内酵素と腸内細菌が生命力を決める

## 生命あるところ、必ず酵素がある

### ●腸内細菌《ちょうないさいきん》が大部分の体内酵素《たいないこうそ》を作り出す

生命があるところ、必ず酵素があるといわれています。植物が種子から芽を出し、茎が伸び、葉が出て、花が咲き、実がなり、そして熟する等々、これは植物内のいろいろな酵素の働きによるものです。私たちの心臓が動く、呼吸をする、食物を消化する、排泄する、思考する等々、これらすべての生命活動は酵素の力で働いています。

つまり、生物のあらゆる生命活動をつかさどっているのが体内酵素なのです。

体内酵素は生命力の根源なのです。言い換えれば、体内酵素の欠乏や消耗が、老化を早め病気を引き起こす原因になるのです。ですから、健康で長生きするためには、体内に酵素が十分保たれているかどうかが大きく関わってくるわけです。

では、この体内酵素はどのように作られるのでしょうか。大部分の体内酵素を作り出すのは腸内細菌だと思われます。腸内細菌が作る体内酵素の数は、三〇〇〇種類以上といわれています。ひとつの酵素にはひとつの働きしかしないという性質があるので、体内には何千・何万種類の酵素が存在するのか、いまだによくわかっていません。

体内酵素とはどういうものかというと、ミネラルのまわりにたんぱく質を巻きつけたたんぱく質化合物の一種です。体内酵素は三十六、七度の体温で、ある物質を他の物質に変える触媒《しょくばい》の役目を果たしています。自分の性質は変えず、他の物質の性質は変えてしまうという、いうなれば不思議な神秘的な性質をもっているのが酵素なのです。

体内酵素に関しては、非常に重要なものであることはわかっていますが、まだ医学的・科学的に説明しきれない部分がほとんどだといっても過言ではありません。たとえば、肝臓は五〇〇種類以上の酵素を使ってその機能を果たしていますが、体全体でどれくらいの酵素がどのように働いているのか現在のところははっきりわかっていません。人間の体内の酵素はビタミンのように人工的に合成したり生産することは不可能といわれており、医学や栄養学の分野では、酵素の分析が困難であるために研究が遅れているのです。しかし、腸内細菌によって作り出され、肝臓などの臓器でどのような働きをするかは、徐々に解明されてきています。

## ●体内酵素が欠乏したとき、寿命が尽きる

病気をせず、健康で長生きというのは誰しもが願うことです。病気を予防して、健康と長寿を決める重要なキーは、生の食物や腸内細菌によって作り出される体内酵素です。酵素はすなわち生命力といってもよく、人間のあらゆる生命活動に体内酵素が重要な働きをしています。「体内酵素が欠乏したときこそ、寿命の尽きるとき」といわれており、体内酵素をできるだけ消耗しない生活や食事が、健康と長寿に大きく関わっています。

まずはじめに「体内酵素の消耗と補給の関係」を示します（次ページの図）。この図は体内酵素のシステムをあらわしたもので、体内酵素がどのように体内で使われ、

図１　体内酵素の消耗と補給関係

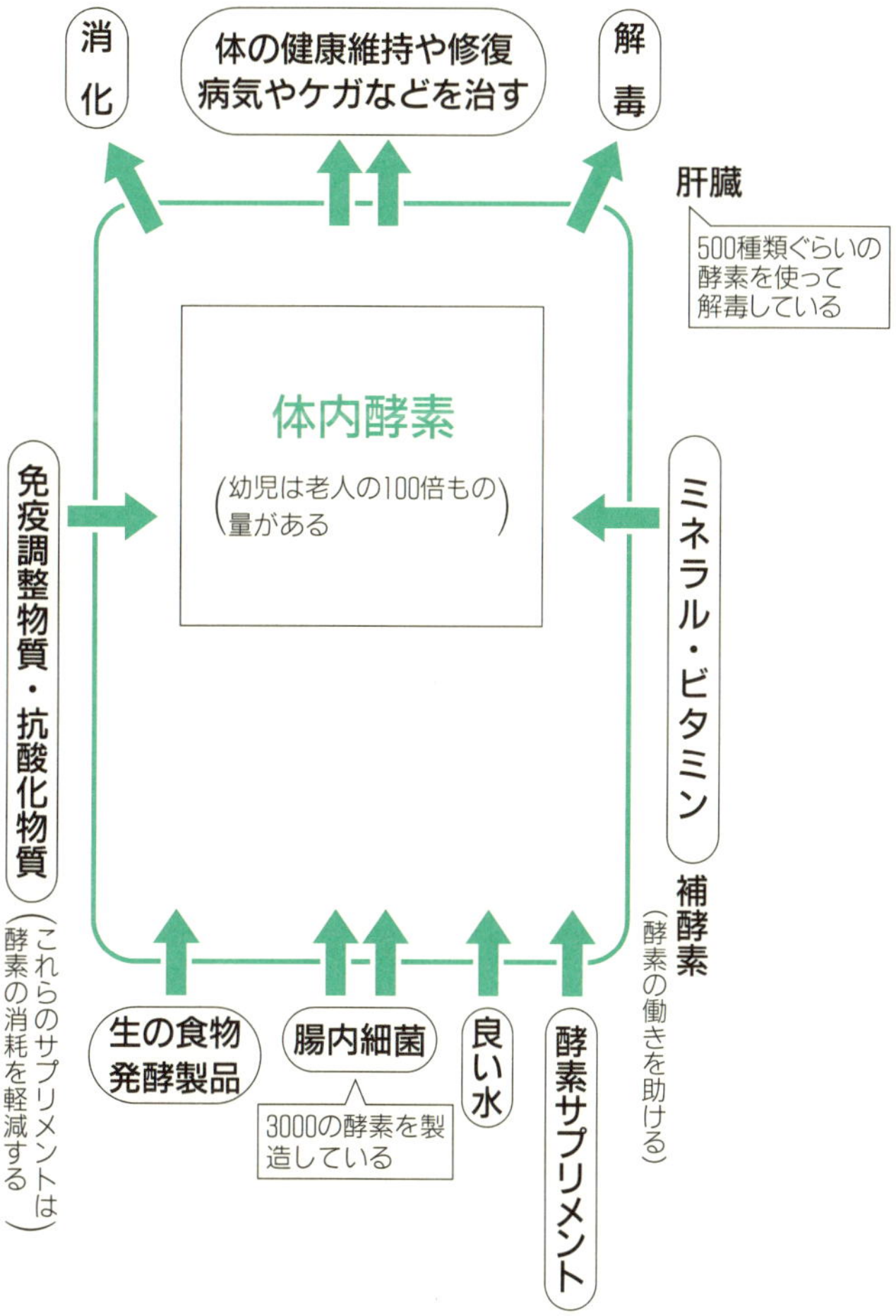
消化
体の健康維持や修復
病気やケガなどを治す
解毒
肝臓
500種類ぐらいの
酵素を使って
解毒している
体内酵素
（幼児は老人の100倍もの
量がある）
免疫調整物質・抗酸化物質
（これらのサプリメントは
酵素の消耗を軽減する）
ミネラル・ビタミン
補酵素
（酵素の働きを助ける）
生の食物
発酵製品
腸内細菌
3000の酵素を製
造している
良い水
酵素サプリメント

どのように補給すべきなのかがひと目でわかるようにしたものです。免疫力《めんえきりょく》・抵抗力のある健康な体をつくるには、体内酵素をいかに消耗せず、いかに多く補給するかが大切な鍵になってきます。このしくみを理解して正しい食習慣と生活習慣を実行すれば、病気と老化を防ぐことができます。体内酵素の消耗と補給の関係は、私がこれから述べる予防健康法の基本となります。

では体内酵素がどのように消耗され、どのように補給されるのかみていきましょう。

## ●なにが体内酵素を消耗するのか？

① 体内酵素の最も重要な働きが、健康維持や体の修復です。体内酵素は、体の恒《こう》常性《じょうせい》（ホメオスタシス）を維持し、免疫系を健全に、自然治癒力を正常に保ちます。細胞の再生や修復をしたり、同時に神経系やホルモン系を正常状態に調整したりします。したがって、健康と長寿のためには、体内酵素を十分に健康維持や体の修復のために使うよう準備しておくことが大切です。

② 食物の消化のために、多量の体内酵素を消化酵素として使用します。「小食は健康に良い」というのは、消化による酵素の消耗が少なく、体内酵素が健康維持や体細胞の修復に十分に使われるからです。もちろん大食、暴飲暴食などをすれば、体内酵素は、その頻度や量によって、短期間または長期にわたって、大量に消耗されてしまいます。体内酵素は急激な大量の消化や腸内で産出された毒素などの解毒のために消費されます。

したがって、小食に切り替えたり一時的な絶食療法によって、短い間に再生産を促し貯蓄させることが大切なのです。胃腸の負担を軽減することによって、消化器系すなわち唾液《だえき》の中の酵素をはじめ、胃、小腸、膵臓《すいぞう》、胆のうなどで作られる酵素を少なくしてやり、体の恒常性を保つ一定量の酵素の量をより確実に増加させ、安定させてやるのです。

③ 体内酵素は、解毒《げどく》によっても多量に失われます。体は体外から入ってくる薬品、食品添加物、農薬などの化学物質、電気製品の出す電磁波、レントゲン線、紫外線な

どによってもたらされる活性酸素を解毒します。アルコール類、お茶類（約二十五種類の化学物質を含む）、コーヒー（約二十七種類の化学物質を含む）、タバコなどの嗜好品の解毒にも、体内酵素は大量に使用されます。

また腸内の食物も、よく噛んでいないと消化不良をおこし、腸内で腐敗《ふはい》、発酵《はっこう》して硫化水素《りゅうかすいそ》、アンモニア、スカトール、インドール、アミン類などの毒素や活性酸素を発生し、体内酵素が大量に消費されます。とくに動物性たんぱく質を過食したときには、その八〇％以上が消化されず、腸内の悪玉菌により腐敗・発酵し、腸内や肝臓内での酵素の消耗はひどくなります。

④　五〇〇種類もの体内酵素を使って、肝臓内で毒素や活性酸素を解毒しています。

## ●体内酵素の補給には、酵素たっぷりの生《なま》の食品を摂る

⑤　消化・解毒によって消耗された体内酵素を補給するには、酵素を含んだ生の食物を摂ることです。生の食物を摂るには、肉類・魚などの動物食より、できるだけ果

物・野菜などの植物食をたくさん摂るようにします。また植物性の発酵食品（味噌《みそ》、糠《ぬか》漬《づ》け、納豆《なっとう》等）も摂取します。

⑥消化を助けたり、体に酵素を供給する種々の酵素製品やビール酵母などのサプリメントが酵素を補い、体内酵素の補給に役立ちます。

⑦消化管内の腸内細菌は、三〇〇〇種類ともいわれる酵素を体に供給するといわれています。体内酵素の補給には、良い食物や良い水、サプリメントによる腸内細菌の活性化が不可欠です。

⑧免疫調整物質《めんえきちょうせいぶっしつ》・抗酸化物質《こうさんかぶっしつ》も健康維持に必要です。バイオブラン（アラビノキシラン）、キチン・キトサン、アガリクスなどの免疫調整物質、イチョウ葉エキスなどの抗酸化物質からつくられたサプリメントが体内酵素の消耗を軽減したり補給したりして、免疫力・抵抗力・治癒力を高めると思われます。

⑨体内酵素が体の中で働くには十六種類のビタミンと六十種類のミネラルが必要なため、ビタミンとミネラルは補酵素《ほこうそ》ともいわれています。ビタミンが豊富な野菜、

ミネラルが豊富な海草など、できるだけ多種類のものを摂るようにします。

体内酵素の消耗と補給の関係からわかるように、体内酵素の消耗を少なくするには、いかに消化と解毒に使わないようにするかということになります。体内酵素を消化と解毒にあまり使わず、健康維持や修復に使えば、体の免疫系、神経系、ホルモン系の機能が正常に働き、治癒力や抵抗力のある健康な体になります。さらに酵素を体内に十分に保つには、良い食物や水、サプリメントを正しく摂り、そして正しく排泄することが必要なのです。

## 注意！　消化と解毒《げどく》に酵素を使いすぎるのは危険

体内酵素《たいないこうそ》の主な働きは、先に述べたように、体の健康維持のための細胞などの修復、そして消化、解毒です。人間の生命活動をつかさどっている体内酵素が、健康維持のため悪い部分、病気の部分、古くなった細胞や血球などの修復に使われることで、体の正常で良好な状態が保たれています。しかし、健康維持や修復だけでなく、食物の消化、有害物質や活性酸素《かっせいさんそ》の解毒にも、体内酵素は大量に使われます。

## ●食べ過ぎると、体内酵素が消化酵素として大量に使われてしまう

食物を摂取したときに、それらの栄養素を分解したり吸収するのは、アミラーゼ、ペプシン、リパーゼ、ペプチターゼといった消化酵素です。唾液《だえき》に含まれているアミラーゼはでんぷん質を分解し、胃液や膵液《すいえき》に含まれているペプシンやペプチターゼはたんぱく質を分解し、胆汁《たんじゅう》に含まれているリパーゼは脂肪を分解します。体の細胞を作るのは、たんぱく質、脂肪、ビタミン、ミネラルなどの栄養素ですが、これらの栄養素を分解・吸収する消化酵素がなくては、体細胞は組み立てられません。

私たちが食べたものはどうなるかというと、食道、胃、十二指腸、小腸、大腸から直腸へと送られて、糞便として肛門から排出されます。まず消化は唾液によって始ま

ります。唾液に含まれているアミラーゼは、強い力ででんぷん質を溶かします。口でよく嚙めば、唾液に混ざった食物は約四十センチの食道を通って、胃に達するのに三〜五秒くらいしかかかりません。

食物が胃に入ると、胃の中で胃酸と混ざり、塩酸やペプシンによって消化されます。胃酸はpHが一・五〜三の、どんな細菌、カビ菌でも死んでしまうほどの強い酸です。またペプシンというのは、胃酸によって活性化され、強酸性の中でも働ける酵素です。ここで食べ物が強酸性になり、塩酸やペプシンで十分消化されると、胃の出口である幽門《ゆうもん》が開いて、十二指腸に送り出されるのです。

ですから、**私たちの胃の中は、正常に強い胃酸がつねに必要であり、胃酸を薄めたり無くしたりするような薬品をとることは絶対に避けるべきです。**ただし、不摂生な食事、不規則な食生活、ストレスなどで生じた潰瘍《かいよう》治療の場合のみ、短期間（二、三週間のみ）の薬の使用はやむをえません。

十二指腸での消化液は、胆汁《たんじゅう》と膵液です。ここでは胆汁に含まれているリパーゼが脂肪を分解し、膵液に含まれているペプチターゼはでんぷん質を溶かし、トリプシンはたんぱく質を溶かします。ほとんどの食べ物は小腸で消化されます。そして小腸に入った食べ物は、ペプチターゼ、リパーゼ、トリプシンなどの消化酵素と混ざり合い、分解されて、栄養素の微粒物に変わるのです。

これらの消化酵素は、ミネラルによって活性化されます。アミラーゼやペプシンはカルシウムによって活性化され、リパーゼやペプチターゼは亜鉛によって活性化されます。ですから、カルシウムや亜鉛が欠乏すると、消化がスムーズに行われません。野菜、海草、小魚、ごまなどからミネラルを摂っていなければ、消化酵素がうまく働かないのです。

いずれにしても食物を摂れば、おのずと消化酵素が使用されます。つまり食べ物を食べるだけで体内酵素は消化酵素として消耗されますから、大食や過食をしたり、夜遅く寝る前に食べるということは、体内酵素を無駄に消費していることになるのです。

## ●体のサビを除くためにも体内酵素が使われる

体内酵素は活性酸素《かっせいさんそ》の解毒にも大量に使用されます。体をサビつかさせる、すなわち酸化させる活性酸素は病気や老化の大きな原因となります。活性酸素はさまざまな有害物質によって体内で発生しますが、それだけでなく正常に生活しているときでも呼吸によって酸素とグリコーゲンからエネルギーを作る際に、細胞内のミトコンドリアで活性酸素ができます。

**この活性酸素をスーパーオキサイドラジカルといい、これを解毒するのは、抗酸化酵素といわれるSOD（スーパーオキサイドディスムターゼ）という体内酵素です。**

ＳＯＤは、スーパーオキサイドラジカルを酸素と過酸化水素《かさんかすいそ》に分解します。スーパーオキサイドラジカルは放っておいても消滅しますが、ＳＯＤは消滅を早める触媒《しょくばい》の働きをしてくれるのです。私たちが生きている以上、ミトコンドリアでスーパーオキサイドラジカルは作り出されてしまうわけですから、この活性酸素を分解、中和してくれるＳＯＤは非常に大切な酵素といえます。

ＳＯＤによって分解された過酸化水素も活性酸素のひとつですが、これはどうなるのでしょうか。過酸化水素は弱い活性酸素で、体の中を動き回る性質をもっています。ここで解毒の働きをするのが、カタラーゼとグルタチオンペルオキシターゼという酵素です。**カタラーゼとグルタチオンペルオキシターゼは、過酸化水素を酸素と水に分解して無害にします。**カタラーゼは血液中に多く含まれている酵素で、グルタチオンペルオキシターゼもやはり血液中に含まれ、血液や細胞膜の酸化を防ぎます。

ＳＯＤとカタラーゼとグルタチオンペルオキシターゼの三つの抗酸化酵素は、たんぱく質や亜鉛、鉄、セレンといったミネラルから作られます。この三つの酵素が体内に十分あって連携してこそ活性酸素を解毒するのですから、日頃の食事からたんぱく質やミネラルをしっかり摂らなければなりません。とくにＳＯＤは中年以降、急激に減少してきます。ＳＯＤが不足すると、風邪などの軽い病気からガンや動脈硬化《どうみゃくこうか》、心筋梗塞《しんきんこうそく》、脳梗塞、糖尿病などの深刻な生活習慣病にかかりやすくなるといわれています。

## ●肝臓は酵素を使って毒物を処理する化学工場

ここで、毒素を解毒する肝臓の働きについても触れておきます。肝臓は五〇〇種類以上の体内酵素を使って、活性酸素などの毒素を解毒、中和しています。

私たちが食べた食物は、小腸で消化吸収され、門脈《もんみゃく》という大きな静脈によって肝臓に運ばれます。このとき肝臓は、栄養物とともに腸から吸収された毒物を処理します。腸から吸収された毒素をはじめ、食品添加物、化学薬品、アルコールなどの有害物質は、肝臓の中で酵素の働きによって解毒、中和、排泄されるわけです。肝臓はこのようにさまざまな毒素を処理したのち、肝臓の排泄管でもある胆管《たんかん》に排出します。そして、これらの排泄物は、胆汁《たんじゅう》とともに十二指腸に出て、最終的には便として排出されます。

この肝臓の働きに大きな負担をかけるのが、便秘と停滞便（宿便《しゅくべん》）です。便秘をしていたり宿便があると、腸内環境は悪くなり、硫化水素《りゅうかすいそ》、アンモニア、スカトール、インドール、メタン、アミン類などの毒素が発生するとともに、活性酸素も多量に発生します。肝臓はこのような毒素を解毒、中和するのに相当のエネルギーを使い、同時に体内酵素も消耗してしまうのです。

肝臓は体内でいちばん大きな臓器であり、体内酵素を使って毒物を処理する化学工場ともいえる働きをしています。ですから、長年にわたって負担をかけ続けると、肝機能の衰えが出てきます。腸と肝臓の機能不全は、万病の元といってもいいすぎではないのです。便秘（便の停滞）と病気の関係は明白で、便秘が慢性化すると今のところ病気と診断がつかなくても、頭痛、肥満、肌荒れ、倦怠感などの諸症状があらわれてきます。

さらに肝機能が低下してくると、肝内で十分に解毒されなかった毒素は、血中に入り血液を汚し全身に回り、細胞の遺伝子を損傷することによって、各種のガンが発生することも考えられます。そうなる前に肝臓の負担を少なくし、体内酵素の消耗を軽減するには、便秘にならないような食習慣、良い水の摂取を心がけるべきです。

体内酵素は、消化や解毒のほかに、睡眠促進や肥満抑制に関係する酵素、脳や神経系に関する酵素などがあり、あらゆる生命活動に関与しています。このように大事な体内酵素は、年齢とともに体の中で作られにくくなります。幼児は老人の百倍の量の酵素があるといわれていますが、年をとるにつれて体内の酵素が少なくなってくるのです。

もともと体内に備わっている酵素の量は、遺伝的にその人によって決まっているといわれ、生まれながらに個人差があると思われます。しかも一生の間に作られる酵素の量にも限りがあることがわかってきました。かつては体内酵素というのは、食物からたんぱく質を摂っていれば、体内で無尽蔵に産生されるとされていましたが、研究が進むにつれて、個人個人に限界があることが証明されています。

普段から大食をしたり、消化に負担のかかる動物性食品をしょっちゅう食べている人がたくさんいます。タバコやアルコール類を若年期から毎日摂っていると、体内酵素の消耗は急速に進みます。そのうえ現代社会では環境汚染、食品添加物、農薬、各種薬品、電磁波が原因となって、体内酵素はどんどん失われています。こうした有害物質によって体内に活性酸素が大量に発生する生活環境にあっては、どうしても体内酵素が不足しがちになるので、食物として外部から酵素、そして補酵素としてのビタミン類、ミネラル類を補給しなければならないのです。

## 体内酵素の消耗を防ぐ10のコツ——体内酵素は貯金と同じ

ここまで体内酵素がいかに健康のために重要なものか説明してきました。繰り返し述べますが、体内酵素を消化や解毒のためにできるだけ無駄遣いしないことが、健康と長生きのためには大切です。消化酵素が消化のために消耗されるのはしようがないじゃないか、活性酸素も抗酸化酵素のSODが解毒してくれるからいいじゃないか、ということではありません。その人に備わっている酵素の量には限りがありますし、消耗された体内酵素はひとりでに体内でどんどん産生されて補給されるわけではありません。体内酵素を消化や解毒で浪費するような生活をしていれば、それだけ寿命は短くなってしまうのです。

小食が健康に良いのは、体内酵素が食物の消化に大量に使われずに、生体の恒常性の維持や体の修復に使われるからです。断食による療法で病気が改善する例がみられるのも、断食をすることで消化に使われていた体内酵素が体の修復に全面的に使われたため、病気が治癒したと考えられます。

もっとわかりやすくいえば、体調が悪いときに食欲がなくなるのも、消化酵素を節約して、体が自然治癒力、修復力を高めようとしているのです。日頃から体内酵素《たいないこうそ》を消化や活性酸素《かっせいさんそ》などの解毒《げどく》にばかり使っていると、体の生命維持活動に使う分が少なくなってしまいます。体内酵素が不足すると、体の恒常性が保てなくなり、細胞の再生や修復がうまくできなくなります。また神経系やホルモン系のバランスも崩れ、免疫系も十分機能ができなくなり、免疫力や治癒力が弱まります。このことは、健康度を落としたり、病気になったり、老化が早くなったりすることを意味します。だからこそ、消化や解毒に体内酵素をあまり使わない工夫をする、努力をすることが大事なのです。

では、体内酵素を浪費しないためには、具体的にはどうすればいいのでしょうか。体内酵素の消耗を防止するには、次にあげる点に留意する必要があります。

①　タバコ、アルコール類、コーヒー、残留農薬の多い食品や砂糖や添加物を混ぜた飲料、薬品を避ける。コーヒーやお茶のかわりに良い水を一日に一五〇〇～二〇〇〇㎖飲む。

②　ストレスは大量の活性酸素を発生させるので、ストレスはなるべく解消する。

③　添加物、保存料、人工着色料、農薬を使用した食品を避ける。

④　大量の活性酸素を発生させ、体内酵素を消耗させる原因となる強い紫外線、レントゲンなどの放射線、電磁波、高周波などを浴びることを避ける。

⑤　患部に大量の活性酸素が発生するため、歯周病や大腸炎などの慢性的な炎症になったら早く治療する。小さな創傷《きず》でもできるだけ早く治す。

⑥　精製した穀物や加工食品は、体内酵素の働きを助けるビタミンやミネラルが欠乏しているので、これらの食物を摂りすぎないように、または摂らないようにする。

⑦　高たんぱく、高脂肪の動物食は、脂肪が酸化した過酸化脂質などが活性酸素、フリーラジカルを大量に発生させるので、これらの動物食やその加工品を摂らない。

⑧　食習慣として腹七、八分にして大食をしない。消化酵素の大量消費を防ぐため、遅くとも寝る五時間前までに夕食をすませる。

⑨　よく噛んで食物を消化・吸収しやすくする。少なくとも一口につき三十～五十回は噛み、消化しやすくすることで消化酵素も節約することができる。

⑩　腸内で毒素を大量に作らないように、腐敗・発酵《はっこう》を起こしやすい動物食を少なくし、食べたものを二十四時間以内に排泄する。腸内で毒素が作られると、解毒のために体内酵素が大量に消耗される。

以上、十点が体内酵素の消耗を防止するコツです。体内酵素というのは、貯金と同じです。日頃から少しずつ蓄えていくこと、消耗しないように心がけていることが大切です。使ってばかりで減らしていったら、五十年、六十年で蓄えが尽きると同時に、寿命も尽きてしまうのです。

体内酵素は年齢とともに少なくなるうえに、環境汚染や活性酸素によって、ますます体内から失われていきます。まだ体内酵素の貯金が十分にあるうちに、健康維持をしてくれる酵素を体内に確保していけば、それだけ健康と長寿を実現できるのです。

## 不足しがちな体内酵素は、積極的に補給する

体内酵素を貯蓄していくことが大切であるにもかかわらず、消耗ばかりしていたら、中年以降に必ず体に不調があらわれてきます。高たんぱく、高脂肪の動物食を大食したり、食品添加物を多量に使用した加工食品を常食したり、そのうえタバコ、コーヒー、アルコールを飲んでいたら、たちまち体内酵素は消耗されて、疲れやすくカゼをひいても治りにくい、ガンなどの病気にかかりやすい体になってしまうでしょう。そ

こで、食物として体外から酵素を補う必要が出てきます。体内酵素を節約することはもちろん大切ですが、そのうえで外部から酵素を積極的に補給することも必要なのです。

酵素を補う方法、もしくは酵素の働きを助ける方法としては、冒頭の酵素の消耗と補給のところであげたように、生《なま》の食品・発酵食品、酵素サプリメント、免疫調整物質・抗酸化物質、ビタミン・ミネラルを摂ります。

## ●基本は生の食物・発酵食品からの補給

私は食事法指導を行うにあたって「食物はなるべく新鮮な自然のもの、丸ごと食べられるものを摂るように」とお伝えしています。酵素を補給するには、野菜、果物、魚介類などの生の食品を食べることです。生の新鮮な食品には、酵素が豊富に含まれています。生の食品に含まれている酵素は、熱に弱いため四八度から一一五度で調理をすると失われてしまいます。しかも、農薬を使って育てられた野菜は酵素の含有量が少なく、また、食品添加物を使った加工食品も消化酵素の働きを妨げます。したがって、野菜や果物や魚介類は、できるだけ生のままか生に近い状態で、農薬や食品添加物を使用していないものを摂取するのが重要です。

また日本では昔から味噌《みそ》、糠漬《ぬかづ》け、納豆《なっとう》、醤油《しょうゆ》といったすぐれた発酵食品がありま す。これらの食品の酵母には、たくさんの酵素が含まれています。

## ●玄米発酵食品やビール酵母などのサプリメントも有効

市販の健康食品には、体の恒常性、免疫力、自然治癒力を増強するものがたくさんあります。その中でぜひ毎日飲んでいただきたいのが、消化酵素などを補給する酵素サプリメントです。**玄米発酵食品やビール酵母などのサプリメント**は、効率よく酵素を補うことができます。また**乳酸菌生成エキス**は、腸内の常在乳酸菌《じょうざいにゅうさんきん》を増やす働きがあります。乳酸菌を増やすことで、腸内での酵素の産生を増やし、体内酵素の補給に役立ちます。

## ●免疫調整物質・抗酸化物質も忘れずに

免疫調整物質は、体内酵素の消耗や不足によって体の恒常性、免疫力、抵抗力が弱まることを防ぎます。バイオブラン（アラビノキシラン）、キチン・キトサンなどの免疫調整物質はガンなどさまざまな病気の予防と改善に役立ちます。抗酸化物質としてのイチョウ葉エキスには、フラボノイドが多く含まれ、生活習慣病の予防・改善に効果を発揮します。また$\beta$《ベータ》－カロチン剤、ビタミンB剤、ビタミンC剤、ビタミンE剤、CoQ10といった抗酸化剤、亜鉛やセレンといったミネラルのサプリメントを摂ることも、体内の酵素の働きを助けます。

## ●ビタミン・ミネラルがなければ、体内酵素は効果的に働けない

体内酵素が効果的に働くために欠かせないのがビタミンとミネラルです。一方、体内酵素が十分になければ、ビタミン・ミネラルも効果的に利用されないという相互補助関係にあります。したがって、ビタミン・ミネラルの不足は酵素不足、健康不足を

意味するわけです。精製されていない穀物、野菜、果物、海草には多くのビタミンやミネラル、ファイトケミカルが含まれています。これらの食物を日頃からしっかり摂らなければ、体内酵素は体の中で働かないのです。

精製された食物、すなわち白米、白パン、白めん類、白砂糖、精製塩などは、精製・精白することで食物が本来含有しているビタミンやミネラルや酵素がほとんど失われています。精製されていない米、玄米には胚芽《はいが》や糠《ぬか》がついており、酵素をはじめビタミンB、ビタミンE、パントテン酸、ニコチン酸、葉酸《ようさん》、ミネラルが豊富に含まれています。この玄米を精白し白米にすると、酵素や複合ビタミンBなど大事な栄養素がなくなってしまいます。ですから、**精製・精白していない食物を摂ることが酵素を補うためにもいいのです。**

野菜や果物については、近年の日本の野菜は農薬や化学肥料によって土がやせてしまっているので、ビタミンやミネラル、ファイトケミカルの量が少なくなっています。ビタミンやミネラルの量の少ない野菜や果物をたくさん食べても、まずおいしくないし、体内酵素の供給には役立ちません。そのため、有機栽培の野菜、ビニールハウス栽培ではない露地ものを摂ることが大事なのです。

とにかく体内酵素にとって重要なことは、まず日頃の食事で食物からビタミンとミネラルを十分に供給することです。さらに体内酵素を消耗させるアルコール、カフェインや他に二十五、六種類の化学物質を含んだコーヒーやお茶類などの飲み物はできるだけ飲まないか、少なく・時々にするべきです。ガンをはじめとして心臓病、脳卒中、糖尿病、心筋梗塞《しんきんこうそく》、痛風《つうふう》などの病気は、動物性食品やアルコールやタバコの過剰摂取、精製された炭水化物の過剰摂取による病気といわれています。それだけでなく最も大きな原因は、ビタミンやミネラルや酵素の欠乏症からくるものとみられます。

現代社会は環境汚染や農薬や公害などで、ビタミンやミネラルが欠乏しがちになります。どんなに健康に注意して、食べ物に気をつけていても体内に活性酸素が発生し、体内酵素はそれらの解毒のために消耗されてしまいます。体内酵素を体の中にたくさん保っていればいるほど、活性酸素や有害なものをどんどん解毒してくれます。だからこそ、体内酵素とたがいに補助し合うビタミン、ミネラルをたくさん含有する精製されていない穀物、新鮮な野菜、果物、海草などを毎日積極的に摂取しなければならないのです。

## 腸内細菌は、体内酵素を作るだけでなく、体に入ってきた細菌を排除する

体内酵素についてお話ししてきましたが、この体内酵素と深く関わっているのが腸内細菌です。地球上には無数の微生物が存在しており、私たちの腸の中にも微生物すなわち細菌が生きています。人間の腸内には、重さにして約一～一・五キログラム、数にして一〇〇～一二〇兆、種類にして一〇〇～三〇〇種といわれる腸内細菌がいて、健康に大きな影響を与えています。腸内細菌は、腸内で同じ種類ごとに叢をなして存在しています。叢というのは草むらという意味で、これを腸内細菌叢《ちょうないさいきんそう》または腸内フローラと呼んでいます。健康を保ち、寿命を決める大部分の体内酵素を作り出すのが、

## この腸内細菌です。

腸内細菌と関わって働く体内酵素は、腸粘膜酵素《ちょうねんまくこうそ》、糖・たんぱく・脂肪分解酵素、解毒酵素《げどくこうそ》、肝機能関連酵素、脳・神経関連酵素などがあります。このうち糖・たんぱく・脂肪分解酵素（消化酵素）が食物の消化に使われ、解毒酵素（抗酸化酵素）が毒素や活性酸素の解毒に大量に使われます。三〇〇〇種類もの体内酵素を作り出す腸内細菌は、人の体になくてはならないものです。健康維持のためには、腸内で良い細菌を保つことが大事なのです。

腸内細菌の働きは、体内酵素を作るだけではありません。その働きのひとつは、体に入ってきた細菌を排除することです。私たちが日常の生活をしていると、一日に約三〇〇〇億もの細菌が口から入ってくるといわれています。これらの細菌のほとんどは、胃酸などの消化液によって死滅します。しかし、生き残った細菌や毒素は、腸に運ばれます。腸に運ばれた細菌や毒素はどうなるかというと、ここで腸内に常住している腸内細菌が排除してくれるわけです。

腸内細菌はこの他にも、化学物質や発ガン物質を分解したり、免疫系統を活性化し、治癒力や抵抗力を向上させたり、ビタミンやホルモンを作り出したり、消化・吸収や代謝に関わるなどの役割を担っています。また抗生物質を飲んだときに、その副作用を防ぐ働きもあります。

**腸内細菌は腸内だけではなく、体全体の免疫作用に関与しています。**体内酵素の産生をはじめとして、健康維持や老化防止にさまざまな重要な働きを果たしているのです。腸内細菌の働きをまとめると、次の通りです。

① 約三〇〇〇種類の体内酵素を作り出す。
② 体内に侵入してきた細菌や毒素を腸内で排除する。
③ 化学物質や発ガン物質を分解する。
④ 免疫系統を活発化し、自然治癒力や抵抗力を向上させる。
⑤ ビタミンやホルモンを作り出す。
⑥ 消化・吸収や代謝の働きに関わる。

⑦　抗生物質の副作用を防ぐ。

## 腸内細菌の三分類——有用菌・有害菌・日和見菌《ひよりみ》

それでは、腸内細菌にはどのような種類があるのでしょうか。一〇〇～三〇〇種類ともいわれる腸内細菌叢は、有用菌（善玉菌）と有害菌（悪玉菌）と、その中間の日和見菌（中間菌）の三つに分類されています。健康な人の腸内でも、体に良い作用をおよぼす有用菌だけでなく、有害菌も存在しています。健康な人の腸内では、有用菌が有害菌とほとんど同じぐらいの量または数の上で優位になるようにバランスをとって共存していると思われます。

体の健康状態を保ってくれるのは、強い抗酸化酵素を含む有用菌です。ビフィズス菌やラクトバチルス菌などの有用菌は、腸内で発生した活性酸素や毒素を中和して免疫力を活性化し、病気から体を守ります。ところが、強い酸化酵素を含むウェルシュ

**図2　有用菌・日和見菌・有害菌**

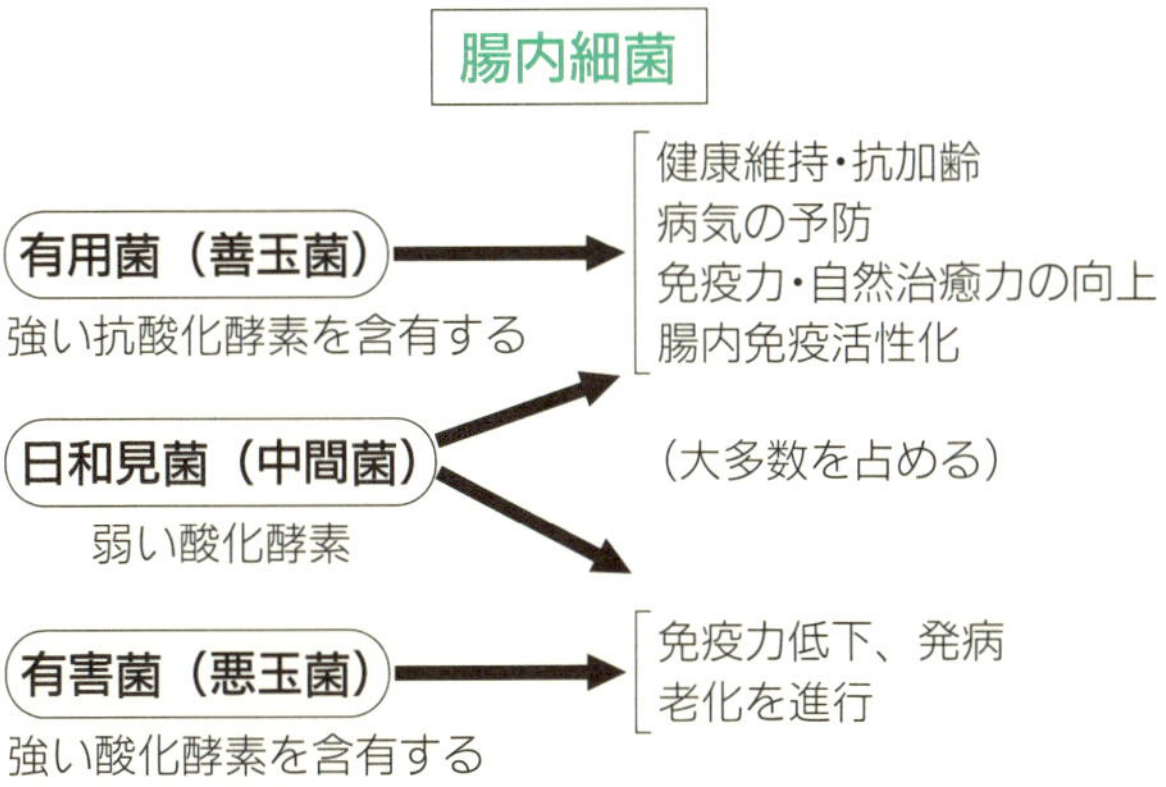


菌、ブドウ球菌などの有害菌は、未消化の肉類、牛乳、乳製品などのたんぱく質を腐敗させて毒素を作り、免疫力を低下させ、病気になりやすくしたり、老化を進行させるのです。

そして、腸内細菌の大部分を占めるのが、弱い酸化酵素を含む日和見菌です。日和見菌はその名の通り、有用菌が優勢な環境であれば有用菌となり、有害菌が増殖してくると有害菌になるという細菌です。たとえば、大腸菌は元来病原性はありませんが、免疫力や抵抗力が低下してくると有害な病原菌に変化していくというわけです。

O-157でいうと、腸内細菌叢《ちょうないさいきんそう》のバランスがとれていて有用菌優位の環境であれば、侵入してきたO－157は無害の大腸菌に変わっていきますし、腸内細菌叢のバランスが崩れて善玉菌の影響力が弱くなっていると、O－157が侵入してきた場合、大腸菌のほとんどが病原性の強いO－157になってしまいます。ですから、日和見菌を有害菌に加勢させせないような腸内環境を維持しなければならないのです。

有用菌と有害菌のバランスはつねに一定に保たれているわけではなく、人によって定住している細菌の種類も数も異なります。食事内容や生活習慣、飲む水の質、薬品、化学物質、嗜好品（アルコール、タバコ、お茶など）の影響を受けて、腸内環境は有用菌が優位になったり、有害菌が優位になったりするわけです。健康な人の腸内には有用菌が多く繁殖していますが、動物食の多い不摂生な食生活、多くの薬を摂っている人などは有用菌が少なく、腸内細菌叢のバランスが崩れているのです。

腸内細菌は体内酵素と同様、年齢とともに有用菌が少なくなって有害菌が増えてきます。有用菌をつねに優位に保ち、活動的にしておくには、良い食事、良い水、正しい排泄、休養と睡眠、適当な運動、そして幸せであるという気持ち等々、総合的な要因が大切です。

## 有用菌の中で最も体に有益に働くのが乳酸菌《にゅうさんきん》

乳酸菌が体に良いということは、多くの方がご存知でしょう。腸内細菌叢《ちょうないさいきんそう》の有用菌の中で、最も体に有益に働いているのが乳酸菌です。乳酸菌とは糖を発酵して乳酸を作る菌の総称で、よく知られているビフィズス菌やラクトバチルス菌も乳酸菌の一種です。それでは、乳酸菌は体の中でどのように働いているのでしょうか。主な働きは次の通りです。

① 腸内細菌叢のバランスを維持し、正常化します。腸内に病原菌が侵入したとき、腸内感染や食中毒から体を守ります。

② 食物の消化・吸収、代謝を補助します。とくに糖分を吸収、代謝して乳糖や酢《さく》

酸《さん》を作り出します。またナトリウム、カリウム、カルシウムなどのミネラルの吸収や余分なミネラルの排出にも役立っています。

③　腸内の酸性度を正常に保っています。それによって腸内の腐敗や異常発酵《いじょうはっこう》を抑え、下痢や便秘を防いで、有害物質や病原菌が増加するのを抑制しています。

④　免疫賦活作用《めんえきふかつさよう》によって、病気から体を守ります。免疫賦活作用とは、免疫系統を活発化させる働きのことです。乳酸菌は、白血球のマクロファージ（大食細胞）、リンパ球やＮＫ細胞などの免疫細胞を活性化することで、ガンや各種の病気を防止しているのです。

また乳酸菌は、インターフェロン産生能力を高めることにも関わっています。体の細胞で作られるインターフェロンは、ウイルスなど異物の侵入によって細胞が刺激を受けると、体の細胞全体に知らせてウイルスの増殖を抑えます。乳酸菌は、ウイルスによるすべての病気に効果を発揮するインターフェロンの産生に役立っているのです。

乳酸菌には多くの種類があり、ここにあげた他にもさまざまな働きをしています。

近年、乳酸菌の一種であるエンテロコッカス（乳酸球菌）が注目されています。エンテロコッカスは免疫力を活発化させる力が強く、白血球のNK細胞がガン細胞を殺す働きを高めます。動物実験では、ガン細胞の増殖を抑えたり、抗ガン剤といっしょにエンテロコッカスを与えるとガン細胞が小さくなることがわかってきました。とくに生菌ではなく熱処理をして死菌となった菌（エンテロコッカス・フェカリス菌）は、白血球がガン細胞を攻撃するのを活性化させるのに強い力を発揮します。またエンテロコッカスは、皮膚病を改善したり、感染症に対する抵抗力も強めるとされています。

いずれにしても免疫力や抵抗力を高め、ガンなどの病気を予防するには、腸内の乳酸菌を増やすことが大切です。乳酸菌も年をとるとともに減っていきます。母乳を飲んでいる乳児の腸の中には乳酸菌がたくさん住んでいますが、加齢にともなって乳酸菌の比率が減少してくるのです。また食生活の悪化、タバコ、アルコール、薬品、便秘などによる腸内環境の悪化、生活環境の汚染によっても、乳酸菌は少なくなります。

乳酸菌を減らさないためには、乳酸菌が増殖しやすい環境を作ってやることが大切です。食物繊維を多く含んだ食物を摂ることも大切です。食物繊維は、未精製の穀物、ヒジキ、ワカメ、コンブなどの海草類、野菜、豆類、きのこ類に多く含まれています。

乳酸菌を増やすにはヨーグルトを食べるといいといわれていますが、ヨーグルトの乳酸菌は外来菌であり、腸内に定着するのに個人差があると思われます。ヨーグルトも乳製品です。頻回に摂取するのはけっして得策ではありません。効果的に自分の常在菌である乳酸菌を増やすには、乳酸菌生成エキスを摂るのも良い方法だと思います。

## 腸内免疫作用《ちょうないめんえきさよう》の大きな働き

腸内細菌は、腸管でさまざまな免疫に関わる働きを果たしています。前述したように乳酸菌は、免疫系統を活発化させる免疫賦活作用によって、ガンなどの病気から体を守っています。もともと体内の最大の免疫作用は腸内にあるといわれています。腸の粘膜（表面）は絨毛《じゅうもう》という突起の集合でできていますが、絨毛と絨毛の突起の間に常在菌の多くが住み込み、特に善玉菌の乳酸菌が、絨毛の内部に入ってきている免疫細胞の白血球、リンパ球と接触し、免疫力の活性を促していると考えられます。絨毛の突起には、植物の根の末端にある根毛と同様、あらゆる栄養素や異物・毒物を選別し、吸収したり排除したりする敏感で微妙な機能があります。前述のように、ウイルスによる病気を防ぐインターフェロンの産生にも役立っています。つまり腸内免疫作用は、腸内細菌なしには機能しないといっても過言ではないのです。

それでは、そもそも免疫とは何かというと、私たちの体に元来備わっている、外敵から自分を守る機能をいいます。体内への異物の侵入を防ぎ、異物を排出して、異常変化を正常化する機能です。簡単にいえば、病気の原因となる細菌、ウイルス、ガン細胞などを攻撃するしくみといっていいでしょう。体の細胞が細菌、ウイルスやガンに侵されると、リンパ球のヘルパーT細胞のTh1が免疫力を発揮します。化学物質、薬品、食品添加物や消化吸収されなかった牛乳、乳製品、肉類またはプリオンなどの異種たんぱくの処理担当がヘルパーT細胞のTh2だといわれています。

　このように腸内免疫作用の大きな働きは、ひとことでいえば、細菌やウイルスを腸内で排除するということです。しかも危ない異物だけを排除して、栄養物や有用菌は排除しないというすぐれたシステムをもっています。たとえば、私たちの体内に菌が異物として侵入すると、白血球のマクロファージやリンパ球や、インターフェロンなどのたんぱく質がそれに対応します。

　このときインターフェロンの役割は、白血球のマクロファージやリンパ球（T細胞・B細胞）に働きかけて、体に侵入した異物からの防御機能を高めることです。そこでどのように異物を排除するかというと、ウイルスやガン細胞などに対応するのがT細胞とB細胞です。リンパ球のT細胞とB細胞は、腸内免疫作用に大きな働きをしています。T細胞は異物に対してだけ免疫が働くようにし、逆に体に必要な栄養素や細菌は攻撃しないようにします。T細胞はガンなどの細胞が増加しないような処理もしています。そして、B細胞はT細胞の指令を受けて働き、抗体を作って、腸粘膜の絨毛のところで異物の侵入を防ぎます。腸内細菌は、このようなリンパ球を活性化させるインターフェロンを作り出すのに大きく貢献しているのです。

これまで述べてきておわかりかと思いますが、腸内免疫作用と深い関わりをもつのは白血球です。もう少し詳しく白血球について説明しますと、血液の成分である白血球は、体に異物が入ってきたときに、そこにかけつけて対処できるように血液中や組織内を巡回しています。白血球の免疫細胞は、マクロファージ、顆粒球《かりゅうきゅう》、リンパ球の三種類に分けられます。リンパ球はさらにNK細胞、T細胞、B細胞に分類されます。

マクロファージは、細菌やウイルスなどの異物を包み込んで食べてしまいます。そのため大食細胞もしくは貪食《どんしょく》細胞ともいわれています。そして、体内に侵入した異物に真っ先にかけつけて、取り込むのは顆粒球です。顆粒球はマクロファージよりも異物を包み込む機能がさらに高く、異物を包んでそれを壊してしまいます。マクロファージと顆粒球は異物を包み込みますが、包み込む機能が発揮しきれない、より小さな細菌やウイルスもあり、それらに対応するのはT細胞、B細胞、NK細胞といったリンパ球です。

リンパ球の中で、T細胞は異物を攻撃する免疫機能の主力といっていいでしょう。B細胞はT細胞と違い、自分では直接攻撃せずに、抗体を作って異物を排除します。そして、ガン細胞を攻撃することで知られているのがNK細胞です。NK細胞は、ガン細胞ができると、マクロファージの働きかけによってガンに近づき攻撃をしかけます。さらにNK細胞はT細胞やマクロファージと協力しながら、ガン細胞をやっつけていきます。これらの白血球の免疫細胞は、おのおのが勝手に異物を攻撃するわけではありません。それぞれに異物の侵入を知らせたり、指令を伝えたりするのがインターフェロン等の物質というわけです。

こうした白血球による免疫作用は、腸内細菌がなくてはうまく機能しません。有用菌の乳酸菌は、さまざまなかたちで白血球を活性化させ、免疫力を高めています。白血球の中でも、リンパ球の半分以上は消化器官に集まっています。腸内環境が悪く腸内細菌のバランスが崩れていれば、おのずと免疫力が弱まり、病気になりやすい体になってしまうのです。

## 健康と長寿のためには、ストレスをためず、副交感神経、リンパ球、有用菌を優位にしておく――腸内細菌と自律神経

腸内細菌は、実にたくさんの働きをして、生命活動に携わっています。免疫系統との関わりは述べましたが、腸内細菌は神経系統やホルモン系とも密接な関係があります。また神経系統は免疫系統とも関与しています。したがって、腸内細菌、免疫系、ホルモン系、神経系統は、たがいに影響しあって、恒常性を保ち、健康状態をつかさどっているのです。

たとえば、不規則で悪い食生活をしていれば腸内環境が悪くなり、腸内細菌のバランスが乱れてくると、神経系統に影響がみられます。まず頭痛、腹痛、不眠、肩こり、生理不順、疲れやすいといった自律神経失調症《じりつしんけいしっちょうしょう》の症状があらわれてくるわけです。

自律神経というのは、自分の意志とは無関係に、血管、心臓、胃腸、膵臓《すいぞう》、膀胱《ぼうこう》、内

分泌線、汗腺、唾液腺などを支配し、体の機能を自動的に調整する神経です。胃腸も自律神経支配の臓器ですから、食事の乱れから腸内が不調をきたせば、神経系統にも影響をおよぼすのです。

神経系統と免疫系統はどのように関与しているのでしょうか。安保徹教授が『免疫革命』（講談社インターナショナル刊）で説いているところなども参考にしてまとめてみましょう。自律神経には、交感神経《こうかんしんけい》と副交感神経《ふくこうかんしんけい》があって、交感神経は体の興奮をつかさどり、副交感神経は体をリラックスさせる働きがあります。**この交感神経と副交感神経のシステムが、免疫系統と関わっているのです。**

自律神経は白血球を支配しており、ストレスを受けると、交感神経が緊張して顆《か》粒球《りゅうきゅう》が増えるといわれています。逆にリラックスすると、副交感神経の働きでリンパ球が増えるといわれています。顆粒球は細菌やウイルスなどの異物を攻撃してくれるものですが、強いストレスを受けて顆粒球が増えすぎると、細菌やウイルスを排除するだけでなく、その周囲の正常な組織も攻撃してしまいます。それによって胃潰瘍《いかいよう》、十二指腸潰瘍、潰瘍性大腸炎《かいようせいだいちょうえん》、クローン病といった炎症性の病気を発症しやすくなります。ですから、交感神経が興奮して、顆粒球が増えすぎるということは良いことではないわけです。

こうした免疫系統のシステムは、もちろん腸内細菌にも影響してきます。ストレスを受けると、腸内は有害菌が増加するということが報告されています。つまり何らかのストレスを受けた場合、交感神経が優位になり、顆粒球が増えて、腸内も有害菌が優位になるわけです。

腸内細菌、免疫系統の顆粒球とリンパ球、神経系統の交感神経と副交感神経は、すべてリンクしています。したがって、健康と長寿のためには、できるだけストレスをためずに副交感神経、リンパ球、有用菌をそれぞれ優位にしておくことが重要です。副交感神経とリンパ球と有用菌を優位にする方法は、正しい食生活、良い水の摂取、正しい排泄、適当な運動や深呼吸、休養、睡眠、精神的充実感、幸福感が基本になります。精神的な充実をはかるとともに、良い食習慣によって、腸内環境をつねによく整えることが健康維持の鍵になるのです。

## 有害菌が増えると免疫力が低下し、潰瘍やガンの原因になる

腸内細菌は免疫系や神経系と深く関わっていますから、腸内細菌のバランスが崩れると、体全体のバランスが崩れてくるということは、おわかりいただけたと思います。腸内細菌叢《ちょうないさいきんそう》の乱れは、さまざまな症状や病気を引き起こします。腸内細菌叢の有害菌優位は、すなわち病気の始まりといってもいいすぎではありません。

腸内に雑菌やばい菌が住みついて、有害菌が増えるということは、免疫力や抵抗力の低下を意味します。たとえば、私たちの体内に侵入してくる無数の細菌は、感染症とともにガンや潰瘍《かいよう》の間接的な原因になるともいわれています。腸内細菌叢の悪化にともなって、細菌や病原菌が増殖し、ガンや潰瘍のできやすい状態に腸内が変化するからです。

私たちが生活している環境には、数多くの微生物がいて、無数の細菌が口から体の中に入ってきます。その数は、一日に三〇〇〇億にものぼるといわれています。これらの体の中に侵入してきた細菌の大半は、正常に強い胃酸（pＨ一・五〜三）によって殺されますが、ある程度の細菌は、有用菌優位の腸内環境であれば、日和見菌《ひよりみきん》として腸内に定着すると考えられます。しかし、体の免疫力や抵抗力が弱いと、日和見菌は強い酸化作用をもつ病原菌になってしまうのです。そのため、普段から規則正しく食事をとり、有用菌を増やして、腸内細菌のバランスをきちんと正常状態にしておくことが大切になってくるわけです。

それと、腸内細菌を正常にしておくには、胃酸の働きも忘れてはいけません。有害な細菌が口から入ってきたときに、まずそれを殺してくれるのは胃酸です。乳酸菌の働きとして、腸内に病原菌が侵入したとき、感染や中毒から体を守るということは前に述べました。ここで乳酸菌に協力するかたちで、病原菌に対抗するのが胃酸なのです。胃酸は正常な状態ならPＨ一・五〜三の強い酸で、病原菌を殺す力をもっています。胃酸は、口から入った細菌が腸に行くまでに、そのほとんどを強い酸で死滅させます。また胃酸には、腸内細菌叢のバランスを保つ働きもあります。

ですから、腸内細菌を良好な状態にしておくには、胃酸がきちんと働いてくれなくてはならないわけです。ところが、こうした胃酸の働きを妨げるのが制酸剤などの胃薬です。食べすぎたり、胃がもたれると、すぐに胃薬を飲む人は多いと思います。胃薬には弱い制酸剤から作用の強い$H_2$ブロッカーなどの薬品があります。もし胃・十二指腸潰瘍などができれば、二、三週間は抗酸剤を飲む必要があります。しかしその間、生活習慣、食生活の乱れを正さなければ潰瘍は治らないし、またすぐ再発します。

そんな胃薬を飲み続けていると、まず消化酵素が胃酸がないために活性化されないので食物がよく消化されません。また、正常に強い酸がないとカルシウム、マグネシウム、鉄、銅といったミネラルの吸収が相当に阻害されます。薬品で胃酸の分泌を強制的に長期間（二、三カ月以上）おさえていると、胃の粘膜が顕微鏡的に薄くなります。すなわち胃の粘膜を構成している絨毛《じゅうもう》の突起が極端に短くなり、胃の正常機能が劣化します。この変化を萎縮性《いしゅくせい》胃炎《いえん》または腸上皮《ちょうじょうひ》化生《かせい》といいます。萎縮性胃炎があるといわれた人がいらっしゃると思いますが、このような変化は胃ガンの前駆状態、言いかえれば胃ガンになりやすい状態ということなのです。ピロリ菌や他の雑菌も住みつきやすくなります。**胃薬は、本来体に備わっている菌の防御力を失わせるものなのです。**

それから、胃ばかりでなく健康維持にとっての大敵は、夜遅く食事をとることです。寝る四、五時間前に食事をすませて、寝ている間に胃が空になっていれば、正常に強い胃酸が胃の中の細菌を殺してくれます。しかし、**寝る前に食事をすると、胃の中の食物が胃酸と一緒に食道に逆流したり、胃から腸への正常な流れが滞ります。**

寝ている間に胃の中に食物があると、とくに横隔膜《おうかくまく》ヘルニアのある人は、胃の内容物が食道に逆流して食道炎を起こしたり、また睡眠中に気管や肺の中に吸い込んで慢性の気管支炎や肺炎、ぜんそくを起こす原因になったりします。そして、このような夜遅く食事をとることによる胃の中の停滞は、胃潰瘍や十二指腸潰瘍や胃ガンの原因にもなります。胃酸の働きをうながし、腸内細菌のバランスを正しく保つには、就眠の五時間前ぐらいに夕食をすませることです。

## 腸内細菌のバランスが崩れるとアレルギー反応も起こってくる

健康維持のためには有用菌を優位にしておくことが大事ですが、腸内細菌のバランスの崩れが続くと、有用菌の働きが失われます。腸内細菌叢《ちょうないさいきんそう》は、一時的にバランスが乱れても、元に戻す力をもっています。しかし、長期間にわたって腸内細菌のバランスが崩れると、乳酸菌などの有用菌が減って、有害菌が増えてくるわけです。その結果、免疫力や抵抗力が低下し、各種のアレルギー反応が起こります。つまり有用菌の減少によって、免疫機能が正常な状態を保てなくなり、アレルギー反応を引き起こすのです。

近年、アレルギー疾患が問題になっています。アトピー性皮膚炎、アレルギー性鼻炎、じんま疹、ぜん息から、膠原病《こうげんびょう》、潰瘍性大腸炎《かいようせいだいちょうえん》、クローン病（腸粘膜の炎症が粘膜のみにとどまらず、腸の全層に及ぶ慢性の炎症性の疾患）まで含めると、さまざまなアレルギー疾患が増え続け、患者数は日本人の三割以上にものぼるといわれています。厚生労働省の報告によれば、乳児の約二割、小学生の約一割がアトピー性皮膚炎であるとされています。アレルギー反応が増えた大きな原因は、牛乳、乳製品などの動物性たんぱく質のとりすぎによるアレルギー反応によるものとみられています。

たんぱく質は、体にとって大切なものです。人間の体は五〇～六〇兆もの細胞からできています。これらの細胞の主な成分がたんぱく質で、生命の源をつくるものといわれています。また、たんぱく質は、ホルモンや体内酵素の成分でもあります。ですから、生命の源の細胞をつくるたんぱく質が不足すると、抗体が減少して、免疫力や抵抗力が弱ってきます。しかしながら、たんぱく質が大切だからといって過剰に摂ると、たんぱく質分解物である毒素を解毒しなければならなくなります。それとともに腸内で有害菌が増殖し、免疫をつかさどる細胞のバランスが崩れて、逆にアレルギー反応を発生させてしまうのです。

アレルギー反応の中で最も問題なのは、牛乳のたんぱく質です。日本人の場合、牛乳たんぱくに対して、アレルギー反応を起こす人はたくさんいます。にもかかわらず、子どもの頃から、牛乳を多量に飲んでいる人が多くみられます。

では、なぜ牛乳のたんぱく質はアレルギーを起こすのでしょう。牛乳のたんぱく質は、胃腸内で消化酵素によって加水分解し、ポリペプチドを経てアミノ酸にまで分解されて吸収されます。ところが、人によってはアミノ酸になる前に吸収され、腸管《ちょうかん》粘膜《ねんまく》から血液に入ってしまいます。とくに腸管の粘膜の免疫機構が十分に発達していない子どもに起こりがちです。こうして血液に入ったたんぱく質は、異種たんぱくとして抗原になり、拒否反応を起こします。これが牛乳アレルギーが起こるしくみです。

また、ヘルパーT細胞のTh2が過剰に働く結果、慢性のアレルギー疾患が発生するといわれています。牛乳のたんぱくはカルシウムと結合した分子の小さい食品なので、腸内の消化酵素でアミノ酸に分解される前に腸粘膜から異種たんぱくとして吸収され、腸粘膜内で免疫細胞の過剰な働きで活性酸素が大量に放出され、粘膜の破壊・炎症が起こると考えられます。この結果腸内では、潰瘍性大腸炎やクローン病になるのです。

腸内で牛乳のたんぱく質を分解するときに発生する毒素は、アレルギーを防ぐ免疫力を弱めます。腸内でヒスタミンなどの毒素が血中に吸収されることで、免疫に関する細胞に働きかけ、全身的にアレルギー反応を起こす結果を招くわけです。このようにして子どもの頃から牛乳を頻繁にまた多量に飲ませることで、アレルギー反応を起こしやすい体質に変えてしまうのです。

腸内細菌は免疫細胞と大きく関わっていますから、腸内細菌のバランスとアレルギーに関与する免疫作用は相関関係があります。腸内細菌のバランスが良ければアレルギーは起こりませんし、免疫作用がうまく機能していれば腸内細菌も有用菌優位のバランスになるわけです。乳酸菌は免疫細胞を活性化し、アレルギー反応を抑える働きがあるといわれています。アレルギー疾患の子どもには、乳酸菌のラクトバチルス菌が少ないということもわかっています。

長年、牛乳、チーズ、ヨーグルト、肉類、魚介類、卵などの動物性たんぱく質を多量に摂取していると、有害菌が優位の状態が慢性化し、乳酸菌などの有用菌は減って正しく働かなくなるのです。アレルギー反応を防ぐには、まず牛乳、乳製品、肉類などの動物性たんぱく質を摂ることをやめて、自然の植物食（未精製の穀物、野菜、果物、海草など）を摂り、良い水を飲み、乳酸菌を増やし、腸内環境を整えるべきです。

## 便秘、すなわち腸内汚染——健康にとっての極悪人である

健康と長寿のためには、腸内細菌のバランスを崩さず、腸内環境を良くするということに尽きます。ところが、腸内環境を阻害するひとつが便秘です。たかが便秘と思っている人はたくさんいますが、便秘は健康にとって極悪人といってもいいくらいです。

**図3　便秘を原因とする症状**

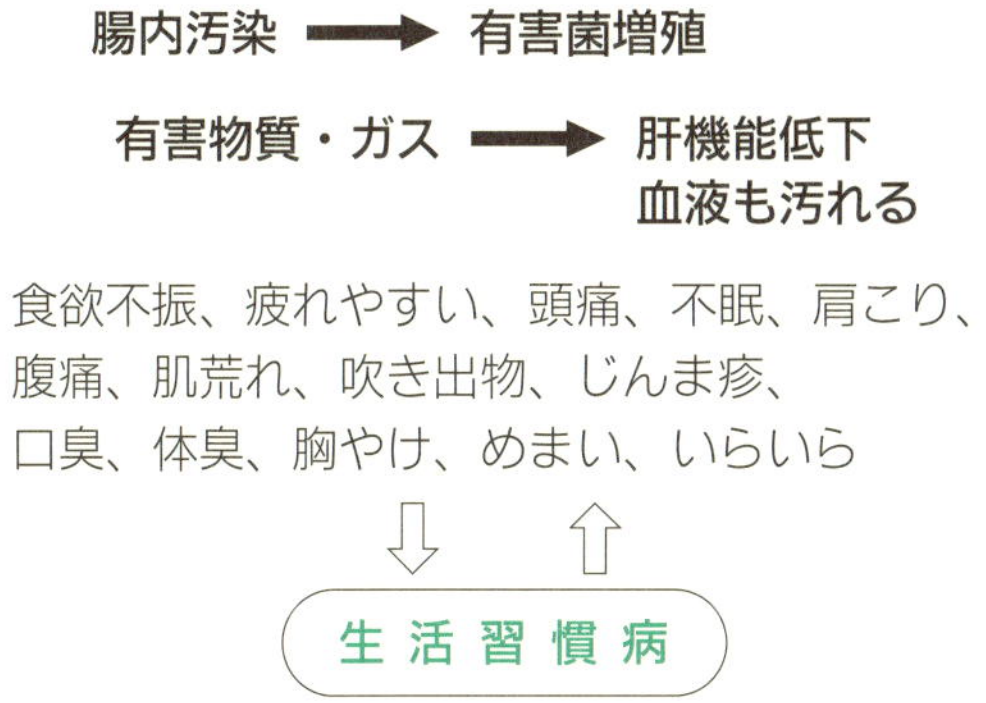


便秘には、弛緩性《しかんせい》の便秘と、けいれん性の便秘の二種類があります。弛緩性の便秘というのは、腸管の緊張が低下し、便を送り出すぜん動運動が弱まって、便が出なくなった状態をいいます。それから、けいれん性の便秘というのは、弛緩性の便秘の反対で、腸管の収縮や緊張が高まりすぎて、便の送り出しがうまくいかなくなっているのです。けいれん性の便秘の場合は、腸全体が固く、腸管の内控が狭くなっています。このような、けいれん性の便秘は、動物性食品を多く摂る人にみられます。肉類、魚介類、乳製品を多食すると、腸管がけいれんしたり緊張したりして、便秘になりやすいわけです。

では、便秘になると、腸内はどのような状態になるのでしょう。通常は大腸に入った食べ物のカスは、九〜十二時間かかって直腸に達し、便として肛門から排泄されます。ところが、便の排泄が遅ければ遅いほど、それだけ大腸にとどまっていることになります。こうした状態が続くと、大腸内には消化されていない食物や、有害菌、老廃物がたまっています。しかも腸内は三十七度前後の温度ですから、真夏の気温と同じです。そこに消化されない食べ物が残っていたら、腐ってしまいます。そして、硫《りゅう》化水素《かすいそ》、アンモニア、スカトール、アミン類などの毒素やガスが多量に作り出されるわけです。

ここで作り出された毒素やガスは、肝臓に吸収されて解毒《げどく》されます。しかし、便秘が慢性化して、肝臓に負担がかかり肝機能が低下してくると、解毒しきれなくなります。肝臓で完全に解毒されなければ、そのまま全身を回り血液を汚染して、心臓、血管、皮膚まであらゆる体の機能を低下させ、新陳代謝が正しく行われなくなります。

そして、大腸ガンとポリープをはじめ、潰瘍性大腸炎、クローン病、膠原病《こうげんびょう》、高血圧、心臓疾患、脳梗塞、リウマチなどの病気にかかりやすくなるわけです。

世代を問わず、慢性的な便秘に悩む人は少なくありません。排泄の悪い状態が続くと、まず食欲不振、疲れやすい、頭痛、不眠、肩こり、腹痛、肌荒れ、吹き出物、じんま疹といった症状が出てきます。便秘や宿便によって作り出される毒素やガスは、動脈硬化、高脂血症、糖尿病などいろいろな生活習慣病や老化の原因ともいわれています。

便秘が続けば、もちろん腸内細菌のバランスも崩れてきます。便秘が慢性化することで、大腸内に有害菌が増殖するからです。その原因は、腸内で腐敗しやすい肉類、乳製品など動物性食品のとりすぎです。動物食を毎日多量に食べ続けていると、腸内ではウェルシュ菌、クロストリジウム、ブドウ球菌などの有害菌が増殖し、それらの有機化合物分解による副産物として有毒ガスが発生します。食欲不振、疲れやすい、頭痛などの症状にしても、発生した有毒ガスが腸壁から吸収され、血中に入って起こるものと考えられます。胃腸は自律神経に支配されていますから、便秘で腸内環境が悪化することによって交感神経の刺激興奮が続き、自律神経失調の諸症状が出てくるわけです。そうして腸内細菌が関与している免疫力、抵抗力、治癒力も弱まるのです。

便秘は腸内汚染です。腸内に停滞している食べ物のカス（消化されなかった残留物）が一日以上たつと、腐敗して有毒なガスがたまり、腸内はどんどん汚染されてしまいます。ですから、二十四時間以内に排泄する習慣をつけることは、腸内環境や腸管免疫機構の維持のために非常に大切なことなのです。便秘がなかなか改善されないなら、コーヒー・エネマ（腸洗浄）をおすすめします［二九三ページ参照］。

## 動物食の過剰な摂取は腸内環境を悪化させ、病気の発生原因になる

腸内細菌は、私たちの体にとってなくてはならない宝物のようなものです。生命活動をつかさどる体内酵素を作り出し、体の健康維持や免疫作用を担っています。この腸内細菌のバランスが崩れれば、さまざまな病気が起こるのは自明の理です。

私はこれまでに多くの患者さんの胃腸を内視鏡で診察してきて、胃腸の状態と全身の健康は、密接な関わりがあることを知っています。また動物性たんぱく質、脂肪の摂りすぎが、いかに腸相を悪くするかということもみてきました。動物食の過剰な摂取は、腸内環境を悪化させ、腸内細菌のバランスを崩します。**多量の動物食は有害菌を増殖させ、毒素を作り、血液を汚し、血液の流れを悪くすることで、諸々の病気の発生原因となります。**腸内で有害菌が優位になれば、病原菌が住みつきやすくなり、感染症も引き起こしやすくなるのです。そこで腸内環境の悪化にともなう、代表的な胃腸の病気についてみてみましょう。

## ●腸の粘膜の病気――潰瘍性大腸炎《かいようせいだいちょうえん》とクローン病

炎症性腸疾患には、近年増加している潰瘍性大腸炎とクローン病があります。

潰瘍性大腸炎は、大腸の粘膜の病気で、ふつう直腸から始まり上部の結腸の方へ粘膜が連続的に炎症を起こし、びらんや潰瘍を作る病気です。典型的な例では、まず直腸に炎症が始まり、だんだん上方に向かって炎症が広がります。やがて炎症は大腸全体におよぶものから、小腸の回腸末端までおよぶものもあります。

一方、クローン病は、消化管のどの部分にも起こる病気で、多くは小腸、大腸の粘膜に炎症が起こり、ときに炎症は腸壁全体から腸壁を貫いてまわりの臓器に達することもあります。クローン病の内視鏡検査では、びらんや潰瘍や浮腫のほか、縦走した深い粘膜の潰瘍、炎症のある敷石状の粘膜がみられます。

潰瘍性大腸炎もクローン病も、良くなったり悪化したりを繰り返し、根治しにくい難病といわれています。遺伝子的要因、精神的要因、細菌説、食物アレルギー説、免疫異常、血流異常などの関与が取りざたされ、病理的な原因は未解明です。しかし私の臨床経験からいえば、患者さんのほとんどは牛乳や乳製品をはじめ動物性たんぱくを摂りすぎており、これらの食歴が発病を引き起こしていることは明らかです。間違った栄養指導で牛乳や乳製品を頻繁に摂るようになった若い人たちの発症が急増しているという事実もこのことを裏書きしています。

こうした患者さんに対して私はまず、牛乳と乳製品を全部やめるように勧めます。そして、未精製の穀物、野菜、豆類、海草類など、食物繊維や微量栄養素が豊富な食生活への切り替え、腸内細菌のバランスを整える働きをもったサプリメントの摂取をアドバイスしています。こうした食事療法を続けるだけで劇的な改善がみられます

潰瘍性大腸炎とクローン病の増加は、誤った牛乳信仰のもたらしたものといっても過言ではないと思います。

## ●大腸ガンは動物食の多食とともに増加している

この四十年間、大腸ガンは増え続ける傾向にあります。その原因は、食生活の欧米化にともなって、動物食を多食することになったことがあげられます。

大腸ガンの多くは、まずポリープ状の腺腫《せんしゅ》が前ガン状態になり、それから粘膜内ガン、粘膜下ガン、浸潤《しんじゅん》ガンとなって、進行ガンになります。では、なぜ大腸にポリープやガンができるかというと、それは胆汁酸《たんじゅうさん》から作られる発ガン物質の影響によ

るものと思われます。動物食を多食していると、脂肪を吸収するために、胆汁酸が大量に出て大腸に流れます。肝臓で作られた一次胆汁酸は体に害を与えることはありません。しかし、動物性脂肪を摂りすぎると、腸内細菌のバランスが崩れることで、胆汁酸は有害な二次胆汁酸となります。これが、発ガン物質になるのではないかとみられているのです。

それと、動物食の多食は、便秘を引き起こします。便秘がちになると宿便がたまることで、発ガン物質となる毒素が腸内に停滞することになり、腸壁を刺激します。また発ガン物質となる腸内の毒素とともに、多量の活性酸素も発生し、腸細胞の遺伝子を損傷して、細胞に変異を起こさせます。こうしてポリープができ、それがガン細胞に変わっていくのではないかと考えられています。

大腸ガンだけでなく、すべてのガンの予防には、免疫細胞を活性化させる乳酸菌などの有用菌を優位にしておくことが重要です。良い腸内細菌を増やし、良い腸内環境を保つには、規則正しい食事と、規則正しい排泄が、何よりも大切なことです。

## ●胃ガン患者の九〇%がピロリ菌に感染している

胃潰瘍・十二指腸潰瘍の原因とされ、ガンとの関わりも疑われているヘリコバクター・ピロリ（ピロリ菌）という細菌があります。日本人の場合、ピロリ菌の感染率は四十代～五十代以上では六〇%～八〇%にもなるといわれています。ピロリ菌の感染経路は経口感染が最も可能性が高く、同じ食べ物をかじったり、同じコップで飲むと感染するだろうと考えられています。

ピロリ菌は感染率が高く、そういう意味では腸内に住むありふれた菌ということもいえるのです。しかし、胃潰瘍・十二指腸潰瘍患者のピロリ菌感染率は、非常に高率を示しています。また胃ガン患者の調査によると、約九〇%の人が感染していますそのため、ピロリ菌は胃潰瘍と十二指腸潰瘍、胃ガンの原因ではないかという見方もあるわけです。

私の見解としては、ピロリ菌が直接ガンを発症させるわけではないとみています。食習慣などから、胃の粘膜がガンができやすいように変化することが、ガンの原因ではないかと思うのです。動物食中心の食生活は、胃の粘膜を傷《いた》めます。それによってピロリ菌などの細菌が腸内に定住しやすくなり、さらにガンができやすくなることが原因ではないかと推測します。実際にピロリ菌が住み込んでいると、胃の粘膜は傷《いた》んでおり、萎縮《いしゅく》性変化があきらかです。胃の粘膜に萎縮がある人のほとんどは、ピロリ菌に感染しているのです。

萎縮性胃炎はどういう病気かというと、日本人に顕著な胃炎で、アメリカ人にはあまりみられません。胃の粘膜が顕微鏡的にも薄くなり、塩酸やペプシンなどの酵素を分泌する胃の細胞が減少していきます。こうした萎縮性変化があらわれると、前ガン状態である異型性細胞ができやすくなり、ガンが発生しやすくなります。つまりは胃の粘膜が変化することで、胃ガンが発現しているわけですから、粘膜の正常な状態を保つことが必要です。そのためには粘膜を正常に保つビタミンAを含む緑黄色野菜や海草類を摂ること。そして、免疫力を高める乳酸菌を増やすことが、胃ガンの防止になるのです。もちろん体内酵素を消耗させるアルコールとタバコ、ストレスは胃ガンの発生に拍車をかけるので、避けるべきです。

健康と長寿のためには、体内酵素を保つこと、腸内細菌のバランスを整えること、そしてストレスをためずに幸せでいること。これが、あらゆる病気を予防するすべてといってもいいでしょう。いいかえれば、どうすれば体内酵素と良い腸内細菌を保つことができ、何が健康を阻害するのか、知っておくことが大切です。まず体内酵素と腸内細菌について理解したうえで、食事健康法を実践していくことが肝要なのです。

新谷式健康法と私

## 戦友の分まで長生きしなくては…

東京都　**佐々木俊英**　八十二歳

シベリア抑留中（一九四五年八月十六日より一九四九年十月十六日まで）、乏しい配給食料の毎日、何とか生きて国へ帰りたいの思いから、冬は伐採作業の途中松の実を採って食べ、春、秋はアカザ、シロザ、タンポポ、ツクシなど、食べられる野草を飯盒で茹でて貪りました。

栄養失調、赤痢、伐採中の事故などで亡くなった仲間の冥福を祈りながら、帰国できたのが一九四九年の十月二十五日でした。

帰国後の食生活は、飢餓意識の反動でしょうか、暴飲暴食に陥りつねに胃痛に悩まされ続けました。五十代には十二指腸潰瘍、胃潰瘍を患い、特に胃潰瘍では全摘しなければならない恐れもあるとまで言われました。幸いにも手術をせずに済みましたが不安はつねに付きまといました。

それからです。数種類の健康雑誌や健康に関する本を買い求め、数百冊になりますか、読みふけりました。しかしいずれも大同小異、もう読むのをやめようかと思ったときに新聞広告で目にしたのが新谷先生の胃相・腸相の本（『胃腸は語る』）でした。人相手相は知っているが、胃相腸相ってなんだと、早速手にしたわけです。

読んで驚き、感動しました。教示に従って新谷式を実践しています。さらに、フコイダンの含有量の多いガゴメコンブや銀入りの水なども試しながら、健康維持に努めています。

新谷式健康法と私

# 幸せとは健康で元気に暮らせること

長崎県　**上野啓典**　五十三歳

私が新谷弘実氏の『胃腸は語る』を購読したのは、平成十一年末頃のことです。新聞広告で見たのがきっかけでした。

私は若い頃から胃腸が弱く、仕事のストレスなどで、よく十二指腸潰瘍になったり、下痢をしたりしていたので、本のタイトルに引かれ、すぐ購入しました。

読んでみると、人に人相があるように胃腸にも胃相・腸相があり、それを見ると健康状態がわかるとのこと。また、それがきれいな人は大変健康であると書かれています。この胃相・腸相という言葉は本書で初めて知りました。それ以来、本書にある〈相〉をきれいにする方法を、全部実行することはできませんが、「タバコをやめる」「牛乳を控える」など、できることをやっています。

私も過去に入院したことがあるのでわかるのですが、人間にとって一番幸せなことは地位や名誉や金銭ではなく、「健康で、元気に暮らせる」ということです。今後は、「水を飲む」「酒を控える」などを追加し、実行していくつもりです。

今度、『胃腸は語る』の続篇が刊行されるとのこと。喜ばしい限りです。楽しみに待っています。

最後になりましたが、新谷先生、どうかご自愛ください。

新谷式健康法と私

## わがウン（運）相論――ウンを良くするコツ

東京都　石原新一　六十五歳

運古精水世《うんこせいすい》のならい。ウンが良けりゃすべてよし。コメ（米）の行方がフン（糞）となるが、胃腸の活躍あっての物種《ものだね》。江戸幕末の人相見の名人水野南北は、何を好んで飲み食いしているかでその人の運勢をピタリと当てたそうだが、新谷先生が胃相腸相に着目したのはさすがで、先生の眼力にかかれば、どんな些細な悪相（ガン）の芽も逃がれられず除去されてしまうのだから、恐れ入る。

実は小生も四十代半ばに自分流食事法を確立実行中ですが、新谷式食事法によく似ているのに驚き、かつ自信を深めました。①もっとカビくさいもの（発酵食品）を、②もっとカスみたいなおかず（高繊維食）を、③カルシウムの多いものを、④よく嚙んで味わって（スローフード）、⑤朝起きぬけに湯水を一杯……等。先生のように水を多く飲むまではいきませんが、ツバ（パロチンホルモン）の出をよくするようアゴ（歯）とアシ（速歩）をよく使っています。

戦後の日本人は、やれタンパクだ牛乳だとおどかされ、体は大きくなったが、子どもや若い人たちを見ても生気活《わかさ》力がなく疲れているかに見えてならない。栄養学も日進月歩しているのに未だ高カロリー高脂肪低繊維食で、胃相腸相をますます悪くしている。

日本人よ、食い＝悔い改むるべし、新谷式食事に還れ！　と声を大にしたい。

# 新谷式で元気に百歳を目指す

山口県　**福島正雄**　八十七歳

平成十年秋、新谷博士の『胃腸は語る』を一読するに及んで、大変な感動を覚え生きる自信を得ました。毎日次のようなことを実行、心がけて長寿を目指しています。

○先生の健康法を基準にして食生活を営んでいます。自治体が指導している「白米、パン食で一日三十品目は食べなさい」……いま私は発芽玄米なので、こんな必要は全然感じていません。

○食養生、噛むことの大切さと数々のメリットが世に認識されておりません。機会ある毎に他人の回数をそれとなく数えておりますが、早いものは一口五～六回、長い人でも十五回前後でえん下しています。私は残念ながら総入れ歯ですが五十回以上噛んでいます。

○筋力と若さをどうして保つか。加齢とともに体力は落ちます。農耕では、三十キロの重量を抱え上げられる体力が必要です。①スクワット、腕立て伏せ、足踏みなど時に応じて励行しています。②毎朝のテレビ体操三十年、若い肢体の映像は脳内ホルモンを刺激して若返りに役立ち、体も柔軟になります。③毎朝柴犬三匹を連れて自家の山野を一、二時間跋渉しています。④街へ出たら風物の中で躍動する女性を眺めながら、気持ちを若く保つことを心がけながら、新谷式を念頭に浮かべて歩くようにしています。

第II章

# 老化を早め、病気を作る活性酸素

## 活性酸素《かっせいさんそ》は栄養素が体にとどまることを妨害する。それを解毒《げどく》してくれるのが体内酵素《たいないこうそ》

私たちの体を作っているのは、いうまでもなく食物、飲み物です。健康と寿命は食べ物で決まる、といっても過言ではないのです。ですから、摂取した食べ物は、しっかり分解され、吸収されて、栄養素として体の中にとどまらなければなりません。

ところが、栄養素が体にとどまることを妨げるのが、活性酸素という物質です。紫外線、電磁波、タバコ、アルコール、コーヒー、レントゲン線など、ある種の有害物質や化学物質が体の中に入ってくると、活性酸素が発生します。活性酸素ができると、体の中で栄養素がとどまらず、どんどん失われてしまいます。この活性酸素を解毒してくれるのが体内酵素です。体内酵素とビタミン・ミネラルは、それぞれの働きを高める相互補助関係にあります。ですから、食べ物からきちんとビタミンやミネラルを摂っていても、活性酸素ができることで解毒作用を必要とし、体内酵素とともにビタ

ミンもミネラルも消耗してしまうのです。そうして活性酸素は健康を阻害して、老化を促進させるだけでなく、ガン、動脈硬化《どうみゃくこうか》、脳梗塞《のうこうそく》、心筋梗塞などの病気の原因にもなるわけです。

それでは、体に害をおよぼす活性酸素とはどういうものなのでしょうか。体内酵素のところでも少し触れましたが、もういちど説明します。**活性酸素はフリーラジカルともいわれ、簡単にいうと、体を酸化させる、サビつかせる物質です。**大量に発生した活性酸素は、過酸化脂質などの有害物質を作り、細胞膜や遺伝子などを酸化し破壊してしまうのです。

活性酸素の種類には、スーパーオキサイドラジカル、ヒドロキシルラジカル、一重《いちじゅう》項酸素《こうさんそ》、過酸化水素などがあります。このなかのスーパーオキサイドラジカルは、体内でつねに発生しています。私たちの体内では、呼吸から取り入れる酸素のうち、ごく少量が活性酸素に変化するといわれています。これがスーパーオキサイドラジカルで、これは体の細胞内にあるミトコンドリアが、酸素とグリコーゲンからエネルギーを産出するときに副産物としてできるものです。

しかし、ここで発生した活性酸素は、体の内部に備わっている活性酸素の防御機能が働き、体に害を与える前に処理してしまうことができます。ＳＯＤ（スーパーオキサイドディスムターゼ）、カタラーゼ、グルタチオンペルオキシターゼなど、抗酸化酵素といわれる体内酵素が、ミトコンドリアでできる活性酸素の害を防いでくれるのです。空気中には約二％の活性酸素が存在しているそうです。私たちは呼吸をして生きているわけですから、活性酸素の害を避けるわけにはいきません。しかし、少量の活性酸素であれば、ＳＯＤなどの体内酵素が自然に防御してくれるわけです。

しかも、活性酸素というのは、必ずしも体にとって悪者というわけではありません。活性酸素はホルモンの生産に関与したり、体内酵素の活性化にたずさわったりしています。また細菌やウイルスに感染した場合、免疫系統で有力な武器となることもあります。体の中に細菌が侵入してくると、白血球が細菌を攻撃するときに活性酸素を大量に発生させるのです。つまり活性酸素は健康維持にも役立つけれど、過度に発生したとき、あるいはビタミンやミネラルなどの抗酸化物質が体内に十分に存在していないときに、老化を早め、病気を作る危険なものとなるわけです。

現代社会は、体の処理能力を超えるような大量の活性酸素を発生させる環境にあります。活性酸素の原因となる紫外線、放射線、超音波、電磁波、排気ガス、排煙、農薬、除草剤などに取り囲まれて、私たちは暮らしています。また鎮痛剤《ちんつうざい》や胃薬などの薬品、副流煙《ふくりゅうえん》を含むタバコ、アルコール、食物としての油、脂肪など、それらが体におよぼす害に無自覚なまま、食べたり飲んだりしているものもたくさんあります。

病気を防ぎ、長寿を保つためには、知らぬ間にどんどん体内で発生している活性酸素を除去していく必要があります。それには、何をおいても食事が大切です。活性酸素の解毒に役立つ栄養を摂取する、すなわち有機栽培の精製されていない穀物、野菜、果物、海草類をよく食べ、還元・抗酸化作用のある良い水を飲み、ストレスをためずに適度な運動を続ける、といったことが活性酸素に対抗する方法なのです。とくに体の酸化を防止する抗酸化作用をもつビタミンのビタミンA、ビタミンC、ビタミンE、ミネラルではセレン、カルシウム、亜鉛などを多く含んだ食物をしっかり食べることです。

日常の食事から栄養を摂取していても、それが体に回らず、つねにビタミンやミネラルが欠乏している人が非常に多く見受けられます。まだはっきりと病気にはなっていないけれど、潜在性の病気はあらわれています。たとえば、疲れやすくなっていたり、イライラしがちであったり、病気ではない程度の不健康というような状態の人々が多いのです。こうした状態から、健康を回復するか、ほんとうの病気になるかは、いかにしてビタミンやミネラルや体内酵素を欠乏させないようにし、活性酸素を発生させないかということにかかっています。

活性酸素とその害について、なんとなくは知っていても、それを防ぐことをしていない人がたくさんいます。活性酸素に負けない体になるには、知識を得て、体内で大量に発生する要因を断たなくてはいけません。ここからは、どういうものが活性酸素を発生させ、どのようにして体に害をおよぼすか、詳しく述べていきたいと思います。

## 紫外線を浴びると、強力な活性酸素の発生によりガン細胞ができる危険性がある

紫外線の危険性は、最近さかんにいわれているので、気をつけている方も多いでしょう。紫外線というのは、太陽光線に含まれている高エネルギーの電磁波です。UVA、UVB、UVCの三種類があり、最もエネルギーの強いUVCは、オゾン層が地上への照射を防いでいます。UVA、UVBが地上に届き、長時間、紫外線を浴びたときに害をおよぼすわけです。オゾン層とは、有害な紫外線や放射線が地上に届くのを防いでいる大気の層です。ところが、近年はフロンガスによるオゾン層破壊が、紫外線の地上への照射を増大させており、人体への影響がとりざたされているのです。

紫外線によって発生する活性酸素は、ヒドロキシルラジカルです。ヒドロキシルラジカルは、酸化させる力が最も強い活性酸素で、紫外線を浴びたときに、強力なエネルギーによって体内で活性酸素を作り出します。紫外線は、もともと雑菌類を殺す力

をもっています。たとえば、洗濯をした衣類を日光で乾かすのは、殺菌の意味合いもあります。水分を多く含んだ衣類が紫外線を浴びると、ヒドロキシルラジカルが発生します。強力な活性酸素が発生することで、雑菌を殺すのです。この雑菌を殺す強力な力は、人間の皮膚や細胞にも同じように働きます。紫外線を大量に浴びることで、皮膚の細胞を分解し、シミ、シワを作るだけならまだしも、ガン細胞をも作り出してしまうのです。

紫外線は非常に危険なものではありますが、完全に避けることはできません。戸外で仕事をしたり、運動をするときは、帽子をかぶったり長袖の服を着るなどの工夫が必要です。とはいえ、晴天の日の戸外では、帽子や日傘などで防いでも、地面からの反射もあります。そこで、対策としては、食物から抗酸化物質《こうさんかぶっしつ》を取り入れる必要があります。ガン予防に高い効果のあるのがβ《ベータ》-カロチンです。アメリカの研究では、紫外線を大量に浴びると、体内のβ-カロチンを減少させるといわれています。紫外線をたくさん浴びた日は、β-カロチンを含んだ緑黄色野菜、果物や海草を十分に食べることです。

## 電磁波は、ガンや脳腫瘍の原因になったりする

かつてのわれわれは、電気製品による電磁波の悪影響をほとんど受けていませんでした。五十年前にテレビが生まれ、次いでさまざまな電気製品が家庭に普及しだしたときから、人間の健康は徐々に蝕《むしば》まれていったのかもしれません。さらに二十年前くらいからオフィスではOA機器が使用されるようになり、やがてパソコン、ワープロ、ファクシミリ、携帯電話などが必要不可欠なものとなって、今世紀は電磁波の世紀となったわけです。このような電気製品による電磁波は、活性酸素を発生させる要因であり、また種々のガンや脳腫瘍の原因であるともいわれており、いかに私たちの体に害を与えているかはかり知れないのです。不妊症の若者たちが多いのも、コンピューターの電磁波による被害かも知れません。

われわれの暮らしている世界には、電場、磁場などの力の場があり、電場と磁場の周波数の変化が、波動となって伝わるのが電磁波です。電磁波は周波数の高さによって、放射線、紫外線、可視光線、赤外線、電波に分類されます。通常、電磁波というときは、電磁波のなかで太陽光（紫外線・可視光線・赤外線）より周波数の低い電波を、そのまま電磁波と呼んでいます。

現代社会においては、電気製品なしに便利な生活はできません。これらの電気製品はすべて電気によって稼動し、電磁波を出しています。つまり電気のあるところでは、必ず電磁波が出ているわけです。電気製品による電磁波は、紫外線や赤外線より周波数が低くエネルギーも弱いため、昔は人体に悪い影響は与えないとされていました。しかし、テレビ、冷蔵庫、洗濯機、掃除機、電気毛布、電子レンジ、エアコン、パソコンと電気製品が次々と開発され、いろいろな健康障害があらわれるにつれ、その影響が問題視されるようになりました。

電磁波が原因とされている病気や症状は、ガン、脳腫瘍《のうしゅよう》、白血病、白内障、疲労感、不妊、異常出産などです。こうした障害を避けるには、強い電磁波を発する電気製品をできるだけ使わないか、使用するときには最低一メートルは離れることです。接触型の機器、携帯電話などには、電磁波ブロッカーをつけるなどの手立ても必要でしょう。

## 活性酸素を大量発生させるガン治療

医療によって、体内に活性酸素が発生することがあるというのは、今や広く知られています。その代表的なものが、いわゆるガンの三大治療です。手術療法、薬物（抗ガン剤）治療、放射線療法は、ガンの治療として行われていますが、これらの治療ではガンを完治することはできません。むしろ、体に害を与えるといってもいいくらいです。

検査などでガンが発見されると、ガンが限局している早期発見であれば、手術療法によってガンを摘除します。しかし、ガン細胞を取り除くということは、組織を破壊するわけですから、体全体の免疫力が失われてしまうわけです。抗ガン剤は、手術療法や放射線療法と併用でもちいられますが、副作用の問題もとりざたされています。またガンの進行を遅らせたり、小さくするための放射線療法にしても、ガン細胞だけに照射するのは難しく、正常な組織も壊してしまうのです。

現在、医療機器はめざましい進歩をとげ、手術の方法や薬剤も次々と開発されています。ところが、ほとんどのガンの罹患率と死亡率は増加しており、すべてのガンの完治率をみても五割に満たないわけです。これは、ガンの三大治療の限界を意味しています。

## ●手術療法は諸刃の刃である

手術はある意味で、体の恒常性、免疫力、治癒力を失わせるものです。手術で組織を切開すると、白血球の顆粒球《かりゅうきゅう》が増えてそこに集まってきます。そして顆粒球は、傷口に発生した異物を排除し、役目を終えて死ぬときに大量の活性酸素を放出します。つまりガンを切ることで顆粒球を増やし、ガンのまわりの細胞も酸化させるわけです。顆粒球が増えすぎると、細菌や異物を攻撃するだけでなく、周囲の組織も攻撃してしまうのです。

**結局、ガンの手術ではガン細胞だけをきれいにとるということはできず、まわりの組織を傷つけます。**たとえば、大腸ガンや前立腺ガンの場合、転移を防ぐため、リンパ節もごそっと切除する例が多くあります。しかし、細胞や神経や血管がつながっている臓器や器官をばっさり切り取ってしまったらどうなるでしょうか。それによって、あらゆる組織の機能に影響がおよび、体中の免疫機能が阻害されます。そうすると、ガンは再発しやすくなりますし、再発したときに今度はガンと戦う力がなくなってしまうのです。

## ●抗ガン剤はできるだけ使わないほうがよく、免疫力や治癒力を高める努力をすべき

抗ガン剤による治療は、多くのガン患者さんに行われています。しかし、抗ガン剤を投与された患者さんの体が受ける負担は非常に重いものです。髪の毛が抜けたり、食欲がなくなったり、皮膚や爪がぼろぼろになったりすることもあります。それは抗ガン剤が、細胞の分裂や再生を阻害するため、毛根の細胞や、胃腸の上皮細胞《じょうひさいぼう》や、造《ぞう》血細胞《けっさいぼう》などが損傷されることで、さまざまな副作用があらわれるからです。

たとえば、抗ガン剤を投与された患者さんのほとんどは下痢を起こしますが、小腸の上皮細胞が破壊されるため、食物を消化・吸収できなくなり、下痢が起こるのです。また造血細胞の破壊によって、白血球、赤血球、血小板が作られなくなり、免疫機能が急激に低下します。抗ガン剤を使用することで、ガン細胞の分裂や再生だけを阻止できればいいのですが、正常な細胞までも傷《いた》めつけてしまうわけです。

抗ガン剤の効果は二〇%～三〇%であるにかかわらず、副作用は一〇〇%あらわれ

るといわれています。抗ガン剤には、アルキル化剤、代謝拮抗剤《たいしゃきっこうざい》、アルカロイド系製剤、抗生物質剤、ホルモン剤などがあり、ガンの種類や症状によって使われていますが、すべてなんらかの副作用が出ることが認められているのです。

抗ガン剤は、大まかにいえば体内で活性酸素を発生させ、その破壊力でガン細胞を攻撃しようとする薬です。私は抗ガン剤はできる限り、使わないほうがよいと考えています。限局《げんきょく》ガン、浸潤《しんじゅん》ガンの早期ガンであれば、食事療法や種々のサプリメント、還元・抗酸化水の摂取、排泄機能の改善などによって免疫力や治癒力を高める努力をすべきではないかと思います。

## ●ガンに放射線療法は、決しておすすめできる治療方法ではない

放射線による治療は、早期ガンの患者さんに、手術療法や薬物療法と併用で行われます。ガン細胞に放射線を照射し、ガンの進行や転移を遅らせたり、ガン細胞を小さくします。現在は、ガン細胞だけにピンポイントで照射できるといいますが、やはり

免疫系統に異常があらわれます。それは手術療法と同様、ガン細胞に放射線を照射することで、周囲の組織も破壊されるからだと考えられます。ガン細胞への刺激によって、顆粒球《かりゅうきゅう》が大量に産生され、ガン細胞のところまでかけつけた顆粒球は、その周囲で活性酸素を放出します。その結果、まわりの正常な組織も打撃を受けて、全身の免疫系統の機能がうまくいかなくなるのです。

放射線の破壊力というのは、非常に強力なものです。放射線を照射されると、細胞の遺伝子が損傷されます。**放射線そのものが、ガンの発現を促進させるといっていいくらいです。**もちろん放射線療法も、下痢や吐き気や体のだるさなど、いろいろな副作用が起こります。放射線療法も、決しておすすめできる治療方法とはいえません。

**ガンの三大治療はどれも、活性酸素を発生させます。**活性酸素が発生したら、それを解毒《げどく》するために体内酵素が大量に消耗されます。体内酵素が大量に消耗されれば、健康維持や修復ができなくなり、免疫力や治癒力が低下します。ましてや手術をし、抗ガン剤を服用し、放射線を浴び続ければ、体内酵素はそれらの解毒に消費されつくしてしまいます。つまりは治療をすることで、本来備わっている生命力を失わせてしまっているのです。

元来医療というのは、患者さんの症状を改善し、完治させるべく努力するものです。ところが、現在の医療は逆行しているのではないかと思えてなりません。治療、検査、薬剤投与しかりです。すべて、人間の自然治癒力を抑制してしまっているのです。

私が行う大腸内視鏡検査法は、従来の大腸検査の苦痛を解消するため、前投薬《ぜんとうやく》（軽く眠らせる薬）を使用しています。この前投薬はコンシャス・セデイション、意識のある鎮静薬という意味ですが、検査中に患者さんに話しかければ、ほとんどの方が目を開き、反応します。ですから、より安全で、麻酔薬のような合併症はほとんど起こりません。

内視鏡検査の場合は、レントゲン検査と違って、放射能を浴びることもないわけです。検査のためとはいえ、放射能を体に浴びれば、活性酸素が大量に発生します。頻繁に検査を受けることで、ガンになる危険性さえあります。なかにはバリウム注腸検査でレントゲン照射が必要な患者さんもいますが、放射能を使用する検査は、避けるに越したことはないのです。

医療現場では、さまざまな検査法が臨床使用されており、大学病院などでもあたりまえのように人体に有害な検査を施行しています。放射線よりも害は少ないといわれていますが、ＭＲＩ（磁《じ》気共鳴《ききょうめい》画《が》像法《ぞうほう》）や超音波検査にしても、活性酸素の影響が懸念されています。たとえば、妊娠の検査として、超音波検査が行われます。けれども、体の細胞がどんどん分裂し、成長している胎児に、電磁波を当てることが良いことだとは到底思えませんし、その検査にはそれ相応の医学的理由が必要であり、ルーティンにするような検査では絶対にないはずです。

**現代医学の医療では、検査や治療によって活性酸素を大量に発生させています。健康診査などの各種検査は必要最小限にとどめ、薬剤の服用もできるだけ避けるべきです。**

## 薬は基本的に体に有害である

多くの人は、普段いろいろな薬を飲んでいますが、そうした薬剤の多くは基本的に体に有害なものです。カゼ薬、胃薬、鎮痛剤、便秘薬といったいわゆる西洋医学の薬剤は、化学物質だからです。薬剤の化学物質が体内に入ってくると、活性酸素が発生し、解毒のために大量の体内酵素が消費されます。また、たいていの薬剤は、腸内細菌のバランスを崩します。腸内細菌のバランスが崩れれば、体内酵素の産生にも影響します。そうして体内酵素が十分に産生されなければ、消化酵素、解毒をする酵素もゆきとどかず、健康維持のための酵素が消耗されつくしてしまうのです。

薬を飲むよりも、まずは自分のどのような生活習慣や食生活がその症状の原因になっているかを反省し、正しい食生活、良い水、適当な運動、筋ストレッチ、コーヒーエネマ（浣腸）などによる正しい排泄、ストレス解消のための精神修養等々が、薬を気軽に飲む前にするべき方法でなくてはなりません。**体に良い食べ物、飲み物を取り入れること。これが健康と長寿の基本です。**

## ●制酸剤は安易に飲んではいけない

胃酸をおさえる胃薬がありますが、安易に飲むべきではありません。胃の中や膣《ちつ》の中に、正常状態でｐＨ一・五～三ぐらいの非常に強い酸があってこそ、私たちの体は正常に働くのです。こうした胃薬がなぜ悪いかといいますと、腸内細菌のバランスを崩し、胃腸の機能に異常をきたすからです。逆にいうと、**ちゃんと胃酸がないと腸内細菌がバランスを崩し、だめになるのです。**

多くの人は胃の調子が悪くなると、市販の胃薬で胃酸をおさえようとします。しかし、薬で胃酸を下げるとどうなるでしょうか。私たちの胃腸には、食物といっしょにたくさんの細菌（約三〇〇〇億といわれています）が入ってきます。それらの細菌は、正常に強い胃酸が殺してくれるわけです。胃の調子が悪いからといって、胃薬を頻繁に飲むと、胃酸の出がつねに少なくなってしまいます。すると、有害菌が住み込みやすい環境になります。

もちろん胃《い》潰瘍《かいよう》や十二《じゅうに》指腸《しちょう》潰瘍の場合は、二週間から三週間は胃酸をおさえるために飲んでもかまいません。しかし、潰瘍がおさまれば、飲むのは止めなければならないのです。薬を飲んでいる間に今まで間違っていた生活習慣や食事法を正しく直さなければ潰瘍はまたすぐ再発するということになります。習慣になって飲み続けると、強制的に胃酸を抑制してしまいます。長期に胃酸をおさえるようなことを続けると、かえって胃腸に異常が起こってきます。胃酸の分泌をおさえる$H_2$ブロッカーなどの強い制酸剤ができてからは、潰瘍の内科治療が格段に進歩しました。しかし、いくら効果のある制酸剤でも、肝心の食事や生活習慣が改善されなければ、胃腸の病気は完治しないのです。

正常に強い胃酸の働きは、①口から入ってくる数千億の雑菌、有害菌を除去する、②自分のもっている消化酵素を活性化する、③ビタミン類や種々のミネラルの吸収を促進する、④腸内細菌のバランスを保ち、免疫力・自然治癒力を保持する、⑤胃の粘膜を正常に保ち、萎縮《いしゅく》性胃炎を予防し、胃ガンの発生を予防する、などがあります。制酸・抗酸剤を安易にまた長期に摂取することは、体の恒常性を乱し体全体の機能を低下させます。

## ●抗生物質を服用すると、腸内細菌のバランスが失われる

抗生物質を服用すると、一〇〇〜一二〇兆いるといわれている腸内細菌の有害菌ばかりでなく、有用菌も殺したり傷つけることによって、腸内細菌のバランスを失い、下痢を起こすことになります。たとえば、胃潰瘍、十二指腸潰瘍の原因になるといわれているピロリ菌の除菌には、一種類の抗潰瘍薬《こうかいようやく》と二種類の抗生物質が使われています。しかもピロリ菌を完全に除去するには、大量の抗生物質が必要です。それによって、腸内細菌は大きなダメージを受け、体全体の抵抗力、免疫力、治癒力が落ちてしまうのです。

ピロリ菌除去のための抗生物質には、細菌の細胞壁を破壊するもの、遺伝子の複製をおさえて増殖を抑止するもの、たんぱく質の合成をおさえるものなどがあります。これらの抗生物質が腸内でどのように作用するのか、まだ解明されていない部分も多いので、即抗生物質という治療よりも、食習慣、生活習慣の見直しのほうが大切です。単にピロリ菌がいるというだけで、すべての感染者に大量の抗生物質を投与するのは賛成できません。

日本人全体の約半数の人たちにピロリ菌がいるといわれています。抗生物質は、さまざまな病気や症状に処方されていますが、抗生物質を長期間飲んでいる人は、アレルギー反応を起こしやすいという報告もあります。それは抗生物質が腸内細菌のバランスを乱し、アレルギー抑制の免疫機能を低下させてしまったためではないかといわれています。

# 新谷式健康・長寿法に学ぶ私

滋賀県　山口　治　七十八歳

新谷弘実先生は、内視鏡による大腸ポリープ切除に世界で初めて成功され、今日までの三十数年間に三十万人以上の「胃相・腸相」を診てこられ、一人ひとりに的確な「健康・長寿法」を説かれ、受診した人々皆が納得して、「健康で長寿に生きる方法」を学びとり、感謝して生活している方々ばかりでありまして、先生は世界の名医中の名医であります。

長年、マクロビオティック（玄米・菜食の正食法）を実行してきた私も、現在までに先生に七回も「胃相・腸相」を診てもらい「新谷式健康・長寿法」を実践し、七十八歳の現在も元気一杯、自由人として無農薬有機栽培の畑作・書道・囲碁・論文執筆・悩み相談・講演等で楽しく生きているのも全く先生のおかげです。

先生は福岡県柳川市蒲池ご出身で福岡県の名門藩校「伝習館高等学校」第四回卒で、私は先生より八回先輩ということで、母校の生徒達に「夢（希望）と勇気をもって光輝く人間になれるように」と当時の校長（館長）上村好生先生と相談の上、特に〈ドクター新谷式健康・長寿法〉の講演をと懇願したところ、ご快諾下さり、二〇〇二年一月二十一日、母校の講堂での講演会が実現でき、拝聴した生徒・教職員・柳川市民他一同、感激しました。

芳名簿には「ドクター新谷弘実」の名が記載されています。先生を幼い時から「野口英世のような人になれ」と育成された高齢のご母堂一家もご来場になり、「親孝行息子の晴れ姿」に感動されました。

新谷弘実先生、万歳!!

## ●便秘薬を飲んでいる人の腸相は悪い

慢性的な便秘に悩む人は、便秘薬に頼ることが多いようです。しかし、この便秘薬が問題です。便秘薬はだいたいが刺激物であり、体にとっては毒物といっていいからです。ほとんどの便秘薬は、腸の動きを異常に刺激し、ぜん動運動を不自然に起こさせます。そうした処置が腸に良いわけがありません。

**長期にわたって便秘薬を飲んでいる人の腸相が悪いことがはっきり示しています。**

内視鏡で便秘薬を常用している人の腸相を見ると、腸粘膜が蛇の皮のように黒っぽくなっています。このような腸の状態を、結腸色《けっちょうしき》素《そ》沈着症《ちんちゃくしょう》といいます。こうなってしまうと、腸の本来の機能は失われて、自然な排泄能力を回復することができなくなります。また長期間の便秘薬の使用は、肝機能が低下することもあります。便秘を解消するのに、種々の漢方薬を含め薬を用いるのはやめるべきです。

## ●漢方薬や薬草類は一、二週間以上続けて使用しない方が安全

漢方薬は薬品ではないから安全、ということで使用している人は多いのではないでしょうか。たとえば、便秘の解消のために、市販の便秘薬ではなく、漢方薬を用いる人がよくいます。しかし、そうした漢方薬を飲んでいる人の腸には、強い収縮やけいれんがみられます。そのため、便秘と下痢を繰り返したりすることもあります。

また漢方薬には、アンソラシンという化学物質が含まれており、これが腸の粘膜を変色させて、メラノーシスという色素沈着症を発症させます。それによって、大腸のポリープやガンもできやすくなるようです。アンソラシンは化学物質ですから、当然、活性酸素が発生して、解毒に体内酵素が消耗されます。いわゆる漢方薬であるアロエやセンナやハーブ類など、便通をうながす薬草も、色素沈着症を起こします。したがって、漢方薬や種々の薬草類は、一、二週間以上続けて使用しない方が安全です。

ここであげた以外にも、体に害を与える薬剤はたくさんあります。抗生物質の他に

も、処方される薬によって、下痢になることがあります。その中には心臓の薬、痛風の薬なども含まれています。また血中のコレステロールが高いからといって、薬でコレステロール値を下げるのもよくありません。高脂血症《こうしけつしょう》などの薬は、肝臓や腎臓に負担をかけるからです。少なくとも三カ月〜四カ月は、食事療法、良い水、運動、コーヒーエネマなどで改善するよう努力することです。カゼ薬や、鎮痛剤、下痢止めの薬にしても、飲まないに限ります。

医学の進歩によって、薬剤も新薬が続々と開発されています。それらの薬剤は効き目が強く、即効的に症状が軽減されます。しかし、そのように効果があるということは、同時に体の正常な働きもおさえてしまいます。そればかりか、腸内細菌のバランスを崩し、免疫系統、ホルモン系、神経系などの機能を低下させるのです。薬というのは、普通の西洋薬にしても漢方薬にしても、薬であることに変わりはありません。

## 胃ガンを予防するはずの緑茶を飲んでいる日本人は、アメリカ人に比べて十倍ぐらい胃ガンが多い

嗜好品は摂って良いものと、禁止または制限しなければならないものがあります。たとえば、日本茶（玉露、煎茶、番茶、ほうじ茶などの緑茶）、中国茶、紅茶、ドクダミ茶、杜仲《とちゅう》茶、コーヒーなどは、多くの人がその危険性にあまり気づかず飲んでいると思います。これらの飲み物は、体に害をおよぼすカフェインやタンニン酸、それに体内に活性酸素を作る他の化学物質がたくさん含まれています。タンニンの含有量（抽出液一〇〇㎖）は多い順で、玉露（二三〇㎎）、紅茶（一〇〇㎎）、煎茶（七〇㎎）、コーヒー（六〇㎎）、ほうじ茶（四〇㎎）。カフェインの含有量（抽出液一〇〇㎖）は、玉露（一六〇㎎）、紅茶（五〇㎎）、コーヒー（四〇㎎）、煎茶・ほうじ茶（二〇㎎）となります。

とくに緑茶の玉露には、タンニン酸が多く含まれているので、常用していると胃の

粘膜が顕微鏡的に薄くなる萎縮《いしゅく》性の変化があらわれてきます。ですから、タンニン酸が多く含まれる飲み物を、毎日大量に飲んでいる人の胃内環境は良くないのです。

胃の粘膜が顕微鏡的に薄くなり、萎縮性胃炎が進むと胃ガンができやすくなると思われます。進行した萎縮性胃炎のある人は、毎日七、八杯以上の緑茶を飲む人たちによくみられます。

緑茶には、カテキン（タンニンの一種）などの抗酸化物質が含まれているので、胃ガン等のガンを予防するといわれています。近年は海外でもグリーンティーを好んで飲むようになりましたが、私の胃の検査の観察からいいますと、一日二～三杯程度にし、とくに空腹時に飲むことはやめたほうがいいと思います。というのは、胃ガンを予防するはずの緑茶を飲んでいる日本人は、アメリカ人に比べて十倍ぐらい胃ガンが多いからです。日本人の五十歳以上の約九〇％の人には、萎縮性胃炎がみられます。ところが、アメリカ人にそういう人は、二十人に一人もいません。

これは、どうしてなのでしょうか。おそらく、緑茶に含まれるタンニン酸を多く摂ることが、萎縮性変化の要因になり、胃ガンを起こしやすくしているのではないかと考えられます。緑茶を多飲して、萎縮性胃炎になると、胃の粘液が少なくなります。すると、胃の粘膜は、粘液によって保護されなくなります。同時に粘膜をおおっている上皮細胞も萎縮します。このため、粘膜は日本茶に含まれているタンニン酸、カフェインなど、いろいろな化学物質によって傷つきやすくなるわけです。そして、細胞が損傷しやすいために変異細胞ができ、ガン細胞の発生が促進されて、ガンになるのだろうということが推察されます。

東北大学医学部の坪野吉孝講師らの研究グループは、九年間にわたって宮城県内の四十歳以上、二万六〇〇〇人を対象に調査を行っています。この報告によると、緑茶を一日に五杯以上飲む人も、一杯以下しか飲まない人も、胃ガンになる確率は同じであったということです。また三重大学医学部の川西正祐教授のグループは、緑茶に多く含まれるカテキンが、細胞内のＤＮＡを傷つけ、ガンを発症させるしくみを発表しています。

ここ数年、カテキンはガンの発生を抑制し、健康にいいと注目されてきました。しかし、研究グループは、緑茶に含まれる約四〇倍の濃度のカテキンを細胞に与えると、通常より一・五倍〜二倍ＤＮＡが傷つくことを示したのです。これらの研究をみても、緑茶をたくさん飲むことが、胃ガンの防止につながるとは考えられません。

いずれにしても、日本茶、中国茶、紅茶、コーヒーなどは一日一、二杯以上は飲まないことです。緑茶の場合、嗜好品として飲むなら、一日二〜三杯程度、食後に飲むにとどめてください。これらの飲み物は、たくさん飲むとカフェインの弊害、たとえば不眠症や不整脈や脱水症状も起こします。したがって、こうした症状が出ている人は、十分注意することです。

## 血液の流れを妨げてガンを作るタバコを、医者として絶対に禁じる！

タバコは多量の活性酸素を発生させる代表的なものです。タバコにはニコチン、タール、フェノール、ニトロソアミンといった発ガン物質が含有されています。また窒《ちっ》素酸化物《そさんかぶつ》などの有害物質も、多く含まれています。タバコを吸うときに生まれる活性酸素は、肺の組織や細胞を傷つけます。タールが肺に入ると、白血球の顆粒球《かりゅうきゅう》がかけつけて、大量の活性酸素を放出してタールを排除しようとします。このとき活性酸素を分解する体内酵素も消耗されます。そうして肺の細胞は破壊され、慢性気管支炎、肺気腫などの病気を発症させます。また細胞内の遺伝子を損傷して、肺ガンを発生させる原因になるのです。

**タバコのおよぼす大きな害というのは、体の中の血液やリンパ液の流れを滞《とどこお》らせることです。**とくに血液の流れが、タバコによって妨げられます。タバコに含まれるニコチンは毛細血管をけいれんさせ、白血球や赤血球が毛細血管の中に入っていきにくくなります。それだけでなく、赤血球が細胞に必要な酸素を与えられにくくなってしまいます。タバコを吸っている間は、酸素と結びつくよりも何倍も強く、一酸化炭素や炭酸ガスと結びついてしまうのです。

ですから、頻繁にタバコを吸えば吸うほど、酸素のない赤血球になり、それが細胞のまわりの毛細血管に入っていきます。細胞は新鮮な酸素を供給されないので、酸欠状態になっていくわけです。タバコをたくさん吸う人の肌がどす黒いのは、皮膚が酸欠状態になっているからです。もちろん皮膚だけでなく、体全体の細胞にも影響しています。心臓、脳、肝臓、腎臓なども、酸欠状態になっています。

そして、最も問題なのは、タバコが肺ガンの原因になるということです。ある程度の年齢になると、体内で絶えずガン細胞はできていきます。しかし、それらのガン細胞はすぐガンになるわけではなく、白血球のNK細胞などが攻撃してくれます。ところが、タバコを吸うことで白血球が毛細血管に入っていけないと、ガン細胞の増殖を防ぐことはできません。ですから、タバコを吸うとガン細胞が増殖し、ガンを発症するわけです。

ようするに、タバコを吸う人がガンになりやすいといわれるのは、ニコチンの化学作用で毛細血管がけいれんし、血管が狭くなったり詰まったりして、白血球が細胞のすみずみまで入っていけないからです。そのため、ガン細胞を攻撃できないのが、ガンになりやすい原因といえます。

タバコとともにアルコール、肉類、油の多い食べ物など、多数の要因が重なると、血液は汚れてべたべたになり、リンパの流れは阻害され、大量に発生した活性酸素によって、いろいろな病気を作り出す結果となるのです。私は医師として、タバコは絶対に禁じます。

本人だけでなく、タバコを吸わない人にとってもたいへん迷惑なことです。副流煙はタバコを吸う以上の害にさえなります。アメリカでは公共の場所では絶対禁じられています。どうしてもやめられない人は、強く自覚して家族のいる家の中や他人のいるところでは絶対に禁煙すべきです。早くアメリカ並みの法律を作るべきです。タバコによって発生する活性酸素の酸化作用に対抗するために、抗酸化作用のあるビタミンA、C、Eを積極的に摂らなければなりません。

# 玄米食と苦痛のない検査で健康維持

東京都　**桜井興輝**　七十八歳

私は平成十二年、上行結腸にポリープがあると診断され、開腹手術により除去しました。直後に新谷先生のご著書『胃腸は語る』に出会い、新谷式内視鏡術を知るに至り、素晴らしい検査法、切除法があることに驚きました。

先生の説かれる健康法は、どのページを読んでも参考になることばかりです。特に食生活の重要なことをつくづく身にしみて実感し、いろいろ実行しております。玄米食も家内ともども頂くようになりました。

友人、知人にも是非この本を読んでもらいたいと思い、十五冊買い求め配布いたしました。

地元にある井上クリニックの大塚恒博先生のアドバイスで、元赤坂胃腸クリニックの前田京助先生のもとで新谷式の定期検査を受けております。苦痛を全く感じさせない楽な内視鏡検査で、本当に助かっております。

本年一月三十日に開催された新谷先生の講演会にも、家内と友人を誘って参加し、酵素やミネラルの大切さをあらためて学ばせていただきました。『胃腸は語る』は何度も熟読していますが、今度出る続篇でさらに勉強し理解を深めていきたいと、刊行を楽しみにしています。

## 食事時にアルコールをつねに飲む人は、体内酵素、ビタミンやミネラルがいつも不足し、病気や老化が早くあらわれる

活性酸素を大量に発生させ、体内酵素を大量消費する三大悪としてあげられるのが、動物食、タバコ、そしてアルコールです。酒、ビール、ワイン、ウイスキーなどのアルコールは、肝臓で解毒されるときに、多量の活性酸素を放出します。アルコールは、胃や小腸の壁から血液中に運ばれて、肝臓で解毒されます。ここで体内酵素が解毒をするわけですが、アルコールがアセトアルデヒドから酢酸《さくさん》に分解されるとき、活性酸素が発生するのです。肝内でアルコールが解毒されるとき、肝細胞は大量の活性酸素を産出しますが、この活性酸素を十分に解毒できないと、細胞は活性酸素によって大量に破壊されたり炎症を起こしたりして、脂肪肝や肝炎になります。

アルコールはストレス解消やリラックスのために良いと信じられていますが、これは大変な誤解です。たとえば、就寝時によく眠れるようにとアルコールを飲む人がい

ます。たしかにアルコールは血管を拡張するのですが、その効果は一時的なものでしかありません。三〜四時間続いたあとは、リバウンドが起こり血管をけいれんさせ、毛細血管も収縮してしまいます。すると、タバコの場合と同じように、赤血球、白血球、リンパ球の流れが滞ってしまうのです。

就寝時にアルコールを睡眠薬がわりに飲んで寝ると、たいていの人が四〜五時間後に目が覚めて、その後眠れなくなります。これもリバウンドの作用です。また血液の流れが滞れば、タバコと同じく、ガンになりやすいのは当然です。また就寝時のアルコールは、寝ている間に呼吸中枢を抑制し、血中の酸素濃度が極端に低下します。動脈硬化のある人だと心筋梗塞や脳梗塞などを夜中から朝方にかけて起こしやすくなります。

とにかく、アルコールも飲まないに越したことはありません。アルコールを多飲することによって体内に発生する活性酸素は、栄養素を奪っていくこともします。食事をしながらアルコールをたくさん飲むと、食物からビタミンやミネラルを摂っていても、アルコールによってできた活性酸素を解毒しようとして、体内酵素とともにビタミンやミネラルを解毒作用に使ってしまうのです。食事時にアルコールをつねに飲む人は、体内酵素、ビタミン、ミネラルがいつも不足し、病気や老化が早くあらわれるのはいうまでもないことです。

## ガン、アレルギー、心臓病、高血圧、糖尿病、高脂血症、腎臓疾患、肝臓疾患、関節炎、リウマチ、痛風などは、動物性たんぱく質の摂りすぎが大きな要因の一つ

たんぱく質は、栄養価の高いものとみなされています。とくに肉、魚、卵、牛乳、乳製品などの動物性たんぱく質は、体内でアミノ酸にまで分解され、活力を与えるものと信じられています。しかし、これらの食物の摂りすぎは、腸内で大量の活性酸素を発生させる原因となります。

もともと人間は、植物食の摂取に適応した消化機能をもっているため、大量の動物

**食を完全に消化することはできません。**肉、魚、卵などをたくさん食べた場合、胃腸でアミノ酸にまで分解も吸収もされないわけです。では、不完全に消化された食物のカスはどうなるかというと、きちんと分解も吸収もされないまま腸に運ばれて、腸内で腐敗《ふはい》・発酵《はっこう》し、硫化《りゅうか》水素《すいそ》、インドール、フェノール、スカトール、アンモニア、メタン、アミン類などの毒素を生産します。さらに活性酸素も大量に生産されるのです。

これらの毒素や活性酸素は、腸粘膜を刺激・損傷したり、その遺伝子を変異させたりします。そうしてまた、腸壁から血液中に吸収された有毒な物質は全身を循環して、その人が生まれつきもっている遺伝的に弱い臓器や組織の細胞を刺激し、変異を起こさせます。その結果、ガンなどの病気を引き起こすと考えられます。各種のガン、アレルギー、心臓病、高血圧、糖尿病、高脂血症、腎臓疾患、肝臓疾患、関節炎、リウマチ、痛風などは、私自身は動物性たんぱく質の摂りすぎが大きな要因のひとつと考えています。

だいたい、食物の消化には、どんなものでも体内酵素の消化酵素をかなり消費することになります。であるのに、動物性のたんぱく質を多く食べたら、消化と活性酸素の解毒のために、体内酵素が大量に消耗されてしまいます。そうすると、体の恒常性を保ち、免疫力や抵抗力を高める分の酵素も大量に使われてしまうわけです。活力をつけるために肉や卵を大食する人がいますが、それは結局のところ逆効果なのです。

人間の体にとってたんぱく質は、不可欠な栄養素であることは間違いありません。しかし、動物性たんぱく質のとりすぎは、さまざまな悪影響をもたらすことも間違いないのです。

現在のところ、一日のたんぱく質摂取量は体重一キログラムにつき〇・八から一グラムでよいといわれています。たとえば体重が六〇キロの人であれば四八〜六〇グラムということになります。多くの人たちはどの食物にどれぐらいのたんぱく質が入っているかほとんど知りませんし、動物食だけがたんぱく源だと思っている人が大多数です。

穀物や豆類などには十分すぎるほどのたんぱく質が含まれていますし、野菜類、果実類にもたんぱくの含有はあります。海草だって、たとえばノリには三九%のたんぱく質が含まれています。大切なことは、食べ物をいちいち分析しながら（ものすごく勉強した人ならともかく）食事をするのではなく、いかにして新鮮なものを、植物食八五〜九〇%、動物食一〇〜一五%ぐらいに、毎日エンジョイしながら、よく嚙んで食べるかということです。

## 脂肪や油を摂りすぎると、大量の活性酸素が発生する

健康のためには、脂肪や油の摂りすぎも危険です。肥満、心臓病、高血圧のリスクとともに、脂肪や油を過剰に摂ることで、肝臓で解毒するときに、活性酸素が大量に発生するからです。とくに脂肪が酸化した過酸化脂質《かさんかししつ》を含む食べ物を摂ると、有害な毒素（フリーラジカル＝活性酸素）を多量に摂取することになるのです。

脂肪には、動物性脂肪にたくさん含まれる飽和脂肪酸《ほうわしぼうさん》と、植物性脂肪にたくさん含

まれる不飽和脂肪酸《ふほうわしぼうさん》があります。動物性のものは、バター、ラードなど。植物性のものは、サラダ油、オリーブ油、大豆油、コーン油、ごま油、サフラワー油などです。不飽和脂肪酸のリノール酸、リノレン酸、アラキドン酸は体内で合成できないので必須脂肪酸といわれ、この必須脂肪酸を含む植物性脂肪は、細胞や血管を柔軟にし、動脈硬化を予防する効果もあります。

そのため、動物性脂肪のバターなどは摂らないが、コーン油やサフラワー油に含まれるリノール酸が良いといって、これらの油を使った料理をよく食べる人がいます。しかし、いくら植物性脂肪とはいっても油を使った食べ物を摂りすぎると、脂肪の過剰摂取になります。また植物油の不飽和脂肪酸は酸化しやすいので、注意をしなければならないのです。

脂肪・油が酸化すると、過酸化脂質になります。過酸化脂質というのは活性酸素の一種ですから、これも体をサビつかせる有害物質です。過酸化脂質は、リポフスチンという細胞の老化を起こす物質の原料となります。そして、動脈硬化をはじめ皮膚の老化、臓器の老化といった現象につながります。ですから、過酸化脂質を含んだものを食べないようにすれば、老化物質の原料であるリポフスチンもできず、老化予防だけでなく病気予防にも効果があるわけです。

酸化しやすい不飽和脂肪酸を多く含んだものは、油で揚げた加工食品、インスタント食品、菓子類などです。こうした食品は、製造過程で脂肪が酸化しやすくなっています。これらの食品は摂取しないのがいちばんですし、食べるとしても酸化防止のためにすぐによく嚙んで食べることです。よく嚙むことによって唾液が過酸化脂質を中和するといわれています。また料理に使う油も早く使いきるようにしましょう。

## 発ガン物質を大量に含む食品添加物を、日本は世界で一番多く使っている

私たちが毎日口にする調味料には、食品添加物が入っています。加工食品やインスタント食品は、ほぼすべてのものに保存料などが使われています。とくに日本は食品

添加物の使用が世界で一番多く、約三五〇種類もの食品添加物が認可されています。アメリカの場合、約一四〇種類ですから、倍以上にもなるわけです。日本で市販されている弁当の食品添加物を調査したら、八〇種類もの添加物が含まれているものもあったといいます。日本人は、一日平均で約七〇種類もの添加物を口にしているといわれているのです。

では、どのような食品添加物がどの食品に使用されているのでしょうか。

① 合成保存料（発ガン性が疑われる。ハム、漬け物、練り製品、醤油）

② 合成着色料（黄色のタール色素は発ガン性、精神障害の不安がある。菓子類、漬け物）

③ 発色剤（保存料との食べ合わせにより発ガン性がある。ハム、ソーセージ、ウインナー、タコ、イクラ）

④ 合成甘味料（サッカリンは発ガン性の危険性から、制限つきで認可。ソルビートは大量摂取により下痢になる。漬け物、菓子類、清涼飲料水、練り製品）

⑤　酸化防止剤（BHTは脱毛の原因となる。バター、マーガリン、魚介類冷凍食品）
⑥　増粘剤《ぞうねんざい》（大量摂取により骨の異常が疑われる。ハム、練り製品）

この他にも、合成糊料（マヨネーズ等）や漂白剤（練り製品等）や香料（清涼飲料水、アイスクリーム等）などの食品添加物がさまざまなものに使われています。

**食品添加物は体に入ると、肝臓で解毒されますが、そのとき活性酸素が発生します。**ひとつの食品につき体に入る量は少なくても、そのたびに体内酵素が解毒のために消耗されていくのです。また、ほとんどの食品添加物には、発ガン性のある物質が含まれています。現在使用されている食品添加物は、安全性を保証されているとはいうものの、他の添加物といっしょに食べると、ガンの危険性が高くなるものもあります。

合成保存料に含まれているソルビン酸は、発色剤に含まれている亜硝酸ナトリウムと同時に摂ると、ガンが発生しやすくなることが指摘されています。たとえば、ハムには合成保存料と発色剤の両方が使用されているものがありますから、毎日食べることによるリスクは増大します。

食品添加物を使用した食品は、見た目がきれいで日持ちもするので、つい利用してしまうのかもしれません。しかし、意識しないうちに、体内に有害な物質がどんどん入って蓄積されていきます。食品添加物を使った加工食品は極力避けるべきです。完全に避けることがむずかしいのであれば、多種類の野菜、果物、豆類、海草類など食物繊維の多く含まれている食べ物を食べて、腸内細菌の働きを高め、毒素を毎日排泄するようにしなければなりません。

## 農薬・化学肥料を使用した野菜や果物は、体内で活性酸素を増加させる

活性酸素に対抗し、健康を守り、病気を防ぐには、農薬や化学肥料を使用しない食物を摂ることが最も重要です。なぜなら、農薬を使わない土壌で育った野菜や果物には、活性酸素の害を防ぐ抗酸化物質であるビタミン類やミネラルがたくさん含まれて

いるからです。

ところが、現在の日本の農業では、農薬や化学肥料がふんだんに使われています。農薬とは、雑草や害虫の防除を目的として使われる殺虫剤、殺菌剤、除草剤などの化学薬剤の総称です。野菜や果物を食べる虫に殺虫剤を使ったり、病原菌には殺菌剤を使ったりしています。このような農薬によって土壌がやせ、野菜類の生命力が失われ、ビタミンやミネラルの含有量が少なくなって、体内で発生する活性酸素に対抗することができなくなるのです。

しかも、農薬や化学肥料そのものが毒物であり有害物質であり、種類によってはほんの少量でも体の中に入ると活性酸素が大量に発生するばかりか生命さえ危険なのです。ですから、少量の農薬や化学肥料でも使用した野菜や果物を食べるということは、活性酸素を体内でどんどん増加させているということになるのです。

現在、登録されている農薬は約五〇〇〇種類といわれ、主に以下のように分類されます。

① 殺虫剤（有害な虫の除去に使われる）
② 殺菌剤（作物の病気の原因になるばい菌やカビの除去に使われる）
③ 除草剤（作物の生育に有害な影響を与える草などの除去に使用される）
④ 生育調整剤（作物の生育を調整する）

この中では、除草剤としてのパラコートが危険視されています。パラコートが直接体の中に入ると、大量の活性酸素を放出して、死亡する確率も高いとされています。パラコートは果樹園やゴルフ場などの雑草の除去に多く使われており、地下水への流出も指摘されているのです。その他には、収穫後（ポストハーベスト）農薬の残留の問題もあります。収穫した後、保管・輸送するときの防腐、防カビ、殺虫などのために使用されたポストハーベスト農薬は効力が持続するため、野菜や果物に残留します。これが体内に入ると、解毒されずに蓄積され、毒素が長期間体内に残存することになってしまうのです。

農薬を使用するということは、土の中の微生物のバランスを崩すということでもあります。豊かな土壌には、無数の微生物が存在しており、野菜類はそうした微生物の栄養分を吸収して成長していきます。ところが、農薬の大量使用により、微生物のバランスが崩れ、かえって病原菌に弱くなってしまうのです。農薬はたしかに、野菜類に悪影響をおよぼす害虫やばい菌を殺します。しかし、同時に土中の有用な菌も殺してしまいます。

有用な菌が殺されれば、野菜類の生命力は弱まり、それを補強するためにまた農薬を使用するという悪循環になります。これは人間の体にたとえるならば、安易に胃薬や抗生物質などを飲んで、腸内細菌のバランスを崩すのと同じです。ちょっと胃腸の調子が悪いからといって、化学物質としての薬剤を服用し、有用菌まで殺してしまうのといっしょなのです。つまり、農薬や化学肥料の使用は、微生物汚染、有用菌破壊を引き起こしているわけです。

農薬といわないで「農毒薬」と呼び名を変えればもっと実感が出て、無頓着な政治家や農家の人々にも、農毒薬に代わるものを使うようアピールできると思います。たとえば野菜や果物にかけても、もちろん人間に対してもまったく無害である強酸性水（pH二・八ぐらい）、強アルカリ性水（pH十二ぐらい）など、日本でも容易に入手できるものがあります。また培養繁殖させた有用菌を使用して健康な、抵抗力のある野菜・果物を栽培する方法（Em農法）などがあります。消費者の皆さんが大声を上げて主張することが重要です。

われわれの体に入る食べ物のビタミンやミネラルの含有量は、土壌つまり農業のありかたに深く関わっています。そういう意味では、日本でさかんに行われているビニールハウス栽培も問題です。太陽のもとで育った野菜や果物は、活性酸素を除去する抗酸化物質としてのフラボノイドをたくさん体内で産出するので多く含んでいるのです。また生きた豊かな土壌で栽培された野菜や果物は、セレン、カルシウム等を吸収し、それらを葉や根や種子にたくさん貯蔵しています。

ハウス栽培で生育した野菜類は、健康維持のために役立つとはいえません。野菜や果物は、生きた土壌すなわち農毒薬や化学肥料を使用しない土壌で育てるべきです。

土壌に良い菌がいて、はじめて健康に良い作物が採れます。すべての作物に有機肥料を使用し、ミミズを住まわせ、還元・抗酸化水などの良い水を入れた土地で、太陽をたっぷり浴びさせて作るべきなのです。

## 水道水には塩素や発ガン物質が含まれていて、毒といっていいくらいに体に悪い

良い水を飲むことは、体の新陳代謝を良くし、腸内細菌のバランスを整えます。ところが、近年は水道水の水質について、いろいろと問題になっています。公共の水道水には、体に害をおよぼす塩素や発ガン物質が含まれています。水道水は水道管を通ってきますが、水道管から鉄、鉛、亜鉛、カドミウムなどの有害物質も溶け出しているといわれています。また環境ホルモンなど、精子を減少させる物質も多く含んでいます。つまりわれわれが使っているのは、毒といってもいいくらいの非常に体に悪い水なのです。

近頃は、水道水の質の悪さは広く知られています。水道水のまずさは、塩素が入っているからだということもご存じでしょう。しかし、多くの人々が気づいていないのは、活性酸素が含まれた水であるということです。公共の水は、塩素で消毒されています。

塩素で消毒するのは、塩素が細菌を殺すのではなく、活性酸素を発生させて除菌しています。ということは、活性酸素によって細菌は殺菌されますが、同時に水中に活性酸素ができます。活性酸素ができるということは酸化するわけですから、酸化したサビた水になってしまうのです。また塩素処理をするときに、発ガン物質であるトリハロメタンも発生します。

このような水道水を飲み続けたり、料理に使い続けるとどうなるでしょうか。腸内細菌のバランスが崩れ、異常発酵が起きて、下痢や便秘の原因となります。下痢や便秘にならなくても、悪臭のする便が出るようになります。悪臭をともなう便が出るということは、腸内で硫化水素《りゅうかすいそ》、アンモニア、スカトール、インドール、メルカプタン、アミン類の毒素、活性酸素ができることを意味します。それらは胃腸の粘膜の細胞を損傷して、ガン細胞などの異常細胞ができる可能性があるのです。ですから、水道水をそのまま飲んだり、料理に使うことは避けなくてはいけません。

それと、注意していただきたいのは、水道水を沸かして使うことです。「水道水は沸かして飲んでいるから大丈夫だ」という人がいますが、沸かすと発ガン物質などの有害物質が、三倍にも増えてしまいます。さらに、沸かすことで酸化もよけいに進むので、より体に悪い水になってしまうのです。沸かした水道水を料理に使用すると、沸かさない水道水よりも、もっと発ガン物質を増加させたものを口にすることになります。ですから、沸かして使うのは、ぜひやめていただきたいのです。

とくに問題なのは妊婦です。水道水を飲み続けることで、妊娠期間中に妊婦が悪臭便を排泄しているとします。これらの有毒物質は腸壁から吸収され、肝臓に運ばれます。しかし、肝臓で解毒しきれなかった毒素は血液の中に含まれ、胎盤に送られる危険性があります。その結果、受精卵の遺伝子に異常を引き起こすことにもなりかねません。先天性の病気を防止するためにも、水道水は絶対に飲まないことです。妊婦はとくに良い水を飲み、それを料理にも使い、腸内異常発酵を避けなくてはいけないのです。

それから、もうひとつ留意すべきは、入浴に使う水に含まれる塩素です。飲み水の場合、塩素の臭いがありますから、浄水器を使っている人もたくさんいるでしょう。しかし、お風呂やシャワーのお湯は、なかなか塩素の害に気がつかないのです。毎日入浴するということは、毎日塩素ガスにさらされ、肺の酸素供給を減らすということです。また毎日のように塩素処理水につかるということは、皮膚の老化を促進することになります。塩素ガスは次亜鉛素酸《じあえんそさん》といいますが、これを体に吸引することにより、体の皮膚や内部が酸化してしまうのです。酸化によって体内酵素を消耗し、老化を早めたり病気を引き起こしたりします。

たとえば、十五分間シャワーを浴びる間に体内に吸収される塩素の量は、一リットルの水道水を飲んで吸収する量と同じです。しかも、塩素はすぐに気化してしまうので、密閉された浴室では、塩素ガスが充満してしまいます。またお風呂のお湯に含まれる汚染物質の二〇%～九一%は、皮膚を通して体に吸収されるといわれています。したがって、水道水を沸かしたお湯につかるということは、水道水を飲むより数十倍害になるのです。

これまで飲み水だけに注意がはらわれていました。しかし、大切なことは飲み水であれ、入浴に使う水であれ、水道水中の塩素の活性酸素を体に入れないようにすることです。飲み水と同様、入浴においても体を酸化させないように注意してください。

水道水の対策については、あとで詳しく説明します。

## ストレスも活性酸素を作る

さまざまな物質によって、体に活性酸素の害がもたらされますが、ストレスによっても活性酸素はできます。心身に負荷《ふか》がかかったり、緊張が続いたときにストレスが起こります。そして、心身症や神経症といった病気になります。そうした病気にならないまでも、頭痛、肩こり、不眠、疲れやすいといったかたちで、ストレスはあらわれることがあります。

それでは、ストレスを受けたときに、体の中ではどのような反応が起こっているのでしょうか。人間は緊張したり興奮したり危険を感じると、神経伝達ホルモンのアドレナリンが分泌されます。また自律神経《じりつしんけい》の交感神経《こうかんしんけい》が刺激されて、副腎皮質《ふくじんひしつ》ホルモンも分泌されます。副腎皮質ホルモンが分泌されると、血糖値や血圧や脈拍が上昇し、ストレスに対抗できるように体の状態を整えます。そうしてさらに緊張や興奮が増すわけです。

しかし、そこで体内酵素がアドレナリンや副腎皮質ホルモンに対し、緊張を緩和するために、これらのホルモンを分解しようとします。ここで働く体内酵素を、アミン酸化酵素といいます。このアミン酸化酵素がストレスを作るホルモンを分解するときに、ヒドロキシルラジカルや過酸化水素《かさんかすいそ》といった活性酸素が体内で発生するのです。

私たちは普通に生活していても、何らかのストレスを受けます。ですから、ストレスをためないように、ストレス解消の方法を見つけだし、副交感神経を優位にしておくことが大切です。それと同時に、抗酸化作用のあるビタミン、ミネラル、抗酸化還元水などを摂取することも必要です。

たとえば、ビタミンの消費の仕方は人それぞれです。食習慣、嗜好、運動量、そしてストレスの量も含めて、人により消費されるビタミンの量は異なるわけです。とくにストレスを抱える人たちには、潜在性ビタミン欠乏症というべき症状をもった人が多くみられます。そういう人は、活性酸素による酸化を防止し、体内酵素を活性化するために、ビタミンCやフラボノイドを多く含んだ緑黄色野菜、柑橘系《かんきつけい》の果物などをしっかり摂ってください。活性酸素の体への害は、ある程度自分の努力で防ぐことができるのです。

# 臨床経験に裏づけられた痛快な主張

神奈川県　多田　壽　七十二歳

巷《ちまた》に素人向け医学書は多いのですが、西洋医学の書でこれだけ具体的な指導書は少ないと思います。

西洋医学界では異端視されている森下敬一先生の提唱されている「自然医学」の分野では玄米・菜食・良質の水を摂ることなどは常識ですが、西洋医学の分野で臨床経験豊かな新谷教授が同じ主張をなさっていることは、まことに痛快事だと思いました。専門分野は異なっていても、その道を極めた研究者の結論は同じであると、納得致しました。

街中にステーキハウスが溢れ（美味しいのですが）、ガンの温床となっているのは戦前には無かった現象です。一方で、アメリカでは日本にガン患者が少ないことに着目して、和食などをとり入れガンの減少に努めているときいています。

『胃腸は語る』の最後に、教授が若きドクターに読んでほしいと書いておられることは、日本の医学界に対する警鐘のようなものだと受け取りました。とまれ本書は座右の書（バイブル）として熟読玩味すべきもので、続篇を心から待ち望んでおります。

新谷式健康法と私

# 鍼灸治療からみた腸相

東京都　**町田　勉**　五十四歳

ドクター新谷著『胃腸は語る』という本を私は知りませんでした。私は二十数年、鍼灸治療に携わってきましたが、いつのころからか、「大腸の悪さ」と左臀部の小ささ、左腰部の硬さ、左第十二肋骨先端の圧痛、左大腿二頭筋のつっぱり、そして動物性脂肪、牛乳、乳製品と大腸の関係、どうもこれらは大腸の反応であり、腸によくない食物では……そんなことを考えていた折、患者さんが持ってきてくださったのが、この本でした。一気に読んでしまいました。まさに我が意を得たり。

テレビでも健康番組が山のように組まれ、あの食物がいい、この食品がいいと言えば、次の日スーパーにその商品がなくなってしまう昨今ですが、「この食品が、この飲み物が現代の難病をつくった」という言い方をする人はあまりみかけません。二十年ほど前、大学からプロ野球に入った投手をみていたことがあり、この選手は、左のおしりが小さいのです。どうして小さいのか、どうやったら左右の臀部のバランスがとれるようになるのか、わかりませんでした。しかし、いま考えてみますと、やはり「腸相」に問題があったのではないでしょうか。

以前に比べれば、腸相の悪い人たちへの鍼灸でのアプローチも進みましたが、やはり新谷先生が言われる食事等に注意を払わないと、また、そのように指導しないとなんともならないように思える昨今です。

第Ⅲ章

# 病気はこうして予防する

## どんな病気でも、間違った食生活を改めない限り完治することはない

病気というのは天気と同じようなものだと、私はいつもお話ししています。晴れた空から、急に雨が降ってくることはありません。晴天がだんだんと曇り、雨粒が落ちてきて、それから雨になります。人間の体もまた、健康な状態から、どうも調子がすぐれないという半健康な状態が数年続いて、それからはっきりとした名前のついた病気になるのです。

たとえば、血糖値がときどき高くなる人がいます。その人が、毎日アルコールを飲み、タバコを吸って、甘いものや肉、油っこいものを食べ続け、運動もほとんどしない、おまけに仕事でつねにストレスを抱えている、といった生活を送っていたら、どうなるでしょうか。おそらく、二〜三年もしないうちにほんとうの糖尿病になり、動脈硬化、高血圧、腎臓・心臓病などを併発し、やがてはガンをも発症することになる

**図４　健康と長寿の原点**

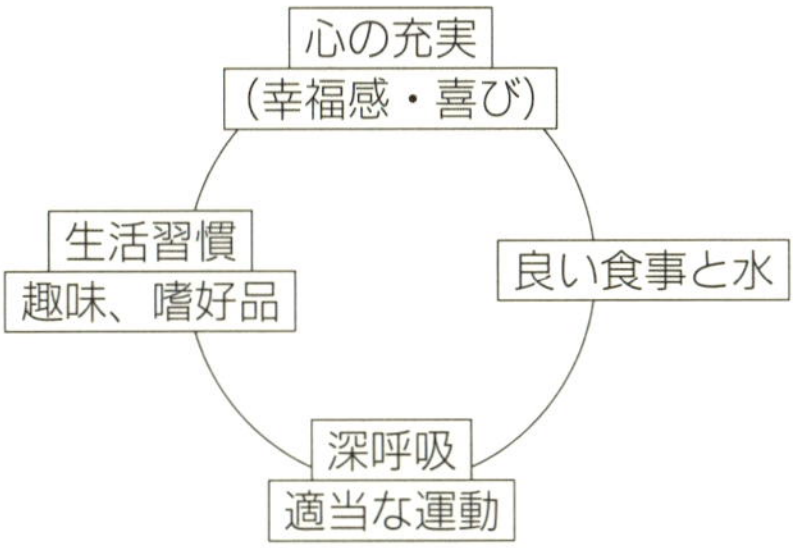


**生体リズムを作る**

**水、食事、排泄、運動、休養、睡眠、プラス思考・幸福感**

でしょう。それは、その人が病気を招きよせるような生活を続けているからです。

けれども、糖尿病の予備軍と診断された時点で、これはいけないと自覚し、食生活や生活習慣を改善すれば、健康を回復することができるのです。**どんな病気でも、いったん病気になれば、間違った食生活を改めない限り、どんなに薬を飲んでも根治させることはできません。**ある程度、薬によって症状を緩和することはできても、絶対に完全に治ることはないのです。

私の長年の臨床体験からいいますと、内視鏡検査で胃腸をみれば、その人の健康状態のみならず、食事の内容、生活習慣、寿命まで推測することができます。胃相・腸相の悪い人は、今は健康を保っていても遅かれ早かれなんらかの症状が出てきますし、そのまま悪い食生活や間違った生活習慣を続ければ、慢性の生活習慣病が起こり完治することがむずかしくなります。

胃が強い萎縮《いしゅく》性変化を起こしていたり、大腸に憩室《けいしつ》（ポケット状のくぼみ）があったり、便の残存が多くみられる人は、胃ガンや高血圧、糖尿病、心臓病、高脂血症といった病気になり、いずれガンになる可能性も高いのです。人の胃腸には胃相・腸相があり、その人の健康状態は胃相・腸相にあらわれるというのが私の理論の基本です。良い食事を摂り、良い水を飲み、きちっと排泄をして、適度な運動をし、精神的な充実感を得る。これを原則として、生活習慣を変えていけば、間違いなく免疫力・抵抗力・自然治癒力のある健康な体になります。

大切なことは、病気になってからあれこれと治療をするのではなく、日頃から病気にならないように気をつけて予防することです。あるいは、病気の症状が出てきたり、予兆があらわれたら、まず生活習慣を見直すことです。そして、もしも病気になってしまったとしたら、再発しないようにきちっと予防することが、その人の健康と長寿を守るのです。

それでは、実際にどのようなことを実践すればよいかということですが、これまで述べてきたように、生命活動をつかさどる体内酵素を消耗しないような生活をして、腸内細菌のバランスを崩さず、活性酸素を除去していくことが必要です。とりわけ腸内細菌は、私たちの体にとって非常に大事なものです。腸内細菌は多くの体内酵素を作り出し、活性酸素や体内の有害物質を排除して、免疫機能の働きを高めてくれます。このような腸内細菌を活性化するものは何かというと、われわれの体を作る食べ物と水、そして生活習慣そのものと幸せな生活に他ならないのです。

ほとんどの病気というのは、一つや二つの原因で起こるわけではありません。ですから、一つや二つの原因を攻略しようとする薬剤では根治できません。何か一つの原因で病気になるのではなく、いくつもの複合的な原因によって病気になる体質を、われわれ自身がつくってしまうからです。その複合的な原因というのは、悪い食生活、悪い水の摂取、間違った生活習慣、大気汚染、農薬、電磁波、食品添加物などの有害物質です。したがって、病気から体を守るには、われわれの生活全体をみなければ、根本的な予防にはならないのです。農業を含めた社会全体のありようにも目を向ける必要があります。

健康状態には、閾値《いきち》というものがあります。ここでいう閾値というのは、ここまでなら健康を回復できる、ここまでいったら食事法やサプリメントなどによる治癒は見込めないという限界値といえばいいでしょうか。どうもこの頃調子が良くない、頭痛がする、肩こりがひどい、疲れやすい、イライラする、血圧が高くなった、血糖値や尿酸値《にょうさんち》が上がった、というのであれば、**まだ病気に至らない未病《みびょう》の間に、食生活を含む生活習慣を変えていくことです。**限界値にいくまでに、食事と生活を改めることが何よりも重要なのです。

食事・水・排泄・運動・休養と精神的な充実感（幸福感）。この五点が健康と長寿の原点です。この五つの原則について、それぞれ病気予防法を詳しく述べていきましよう。

# 体内酵素を保ち、腸内環境を良くする食事

## 自分の食歴を見直してみる

現在、私はアメリカと日本で多くの人の胃腸を内視鏡で診察し、治療をしています。毎日たくさんの患者さんを、長期間にわたり定期的に経過観察していますと、食べ物と水・飲み物、排泄がいかに健康に影響をおよぼしているかがわかります。私どもの医療センターでは、検査や診察にあたって、病歴や家族歴だけでなく、食歴、生活習慣なども詳しく質問しています。食歴は重要な要素だからです。食歴を詳しく聞き、そのうえで胃腸の内視鏡検査をすることで、その患者さんの健康状態を正確に把握できると思うからです。

たとえば、大腸内視鏡（コロノスコープ）で大腸内を検査したときに、腸が固く短

く、粘膜にひだが多発し、宿便が多く残存している患者さんがいます。このような腸相の場合、多くの患者さんが、大腸けいれん症、憩室症《けいしつしょう》、大腸ポリープ、大腸ガン、乳ガン、前立腺ガンなどになっています。こういう人は、ほとんどが肥満であり、年齢よりも老けていて、高血圧、心臓病、高脂血症、高尿酸症などの合併があります。

しかも、こういう人は、ほぼすべての人が精製された穀物を摂り、高動物性たんぱく食、高脂肪の食物を常食としているのです。もう少し詳しくいいますと、右側の大腸憩室は、白米、白パン、パスタなど精製された穀物の多い人にできやすく、左側の憩室（とくにS字結腸・下行結腸）は、肉、乳製品の多い人にみられます。

それに比べると、アメリカ人でも日本人でも、精製されていない穀物、豆類、野菜、果物をよく食べる人は、とても良い腸相をしています。腸が非常にやわらかく、ひだも大きくなく均等です。内視鏡検査をするときに、腸に空気を入れるとすうっと膨らみます。こういう人は、体全体も健康で、見た目も若々しいのです。年齢が高くても老けていなくて、皮膚にシワやシミが少なく、肌がとてもきれいです。逆にいえば、見た目の印象が若々しい人は、実際に内視鏡で検査をしてみると、腸相もきれいな場合が多いようです。

健康や寿命を映し出す胃相や腸相を決めるのは、食物と水です。食歴を聞いて、内視鏡検査をし、胃相・腸相が悪いとしたら、なぜそのような悪い胃相・腸相になったのかはっきりします。ある患者さんが受診をして、胃痛と吐き気を訴えたとします。そこで幼少の頃から現在に至るまで、どのような食物をどのように食べてきたのか、その人の食歴を聞けば、内視鏡で検査をするまでもなく、何が原因で、どこが悪いのかある程度わかるわけです。

ですから、健康を保ち、病気を防ぎ、長生きをしたいのであれば、まず自分の食歴を見直してみてください。自分はこれまで何をどのように食べてきたか、そして何をどう改めればよいのか。それを知ることが、食事健康法をはじめるための第一歩です。

## 自然のものを自然に従って食べる

近頃は「この食べ物が体に良い、この食品はこういう病気に効く」といった情報が溢れています。そうした情報に惑わされてしまいがちですが、健康のために何をどう食べるべきかというときには、原点に返ることです。原点とは何かというと、自然のものを自然にかなったかたちの配分で食べる、ということです。体の健康を考えたら、自然のものを食べることがいちばんです。野菜や穀物や果物は、生育していく過程で、太陽と土と水から栄養を吸収しています。人間はそのような植物を食べることで、自然の恵みを体に取り込んでいます。ですから、何を食べるべきかというと、自分が生まれた土壌で育ったものを、なるべく自然のまま食べることが大切なのです。

それでは、その自然のものをどのような配分で食べるかというと、これも自然に従うのがいいわけです。たとえば、人間も含め、動物がものを食べるときは歯で噛んで食べます。この歯の構成が、食物の配分と関係してきます。他の動物を食べる肉食動物の歯は、すべて犬歯です。ところが、他の動物をまったく食べない草食動物の歯は、犬歯はなく、臼歯と門歯（前歯）があります。では、人間はどうかというと、五対の臼歯、二対の門歯、一対の犬歯があります。人間の臼歯は穀物や豆類を食べる歯、門歯は野菜や果物を食べる歯、犬歯は動物を食べる歯というように、噛む食物によって歯の構成ができている、と、多くの先駆者から説明されています。

ですから、穀物・豆類、野菜・果物、動物をそれぞれ五対二対一の歯の構成に従って配分します。**穀物・豆類を五、野菜・果物を二、肉類・魚介類を一の割合で食べれば、バランスのとれた食事になります。**さらに人間の歯の構成からすると、穀物・豆類の五と、野菜・果物の二の植物食を合わせて七とし、肉類・魚介類の動物食を一とします。したがって、植物食と動物食の比率を、七対一（八五〜九〇％対一〇〜一五％）にして食べることが自然の摂理にかなっていると考えられます。

肉類や乳製品を多食する現代人は、まずこのような自然の摂理を忘れているように思えます。自然界の動物をみると、草食動物は草や葉や木の芽や穀物などを食べています。そして、肉食動物は主に草食動物を食べます。肉食動物が草食動物を好んで食べるのは、その腸内で消化された植物や植物の酵素を間接的に食べているわけです。人間の場合、肉食動物と違って犬歯は一対しかないのです。ということは、人間が動物食を多食するのは、非常に不自然なことです。

ちなみに、人間とチンパンジーは遺伝子が九九％同じです。チンパンジーの食事を観察すると、約五〇％が果物、約四五％が葉や草などの植物で、あとは約四％〜五％がアリなどの昆虫です。つまり約九五％が植物食で、約五％が動物食なのです。チンパンジーは肉も食べなければ、卵や魚も食べない、もちろん牛や他の動物のミルクも飲みません。遺伝子がほぼ同じチンパンジーの食べるものをみると、人間もこれに近い食事をするのが自然な姿ではないかと考えられます。

人間が自然の一部であり、自然の中ではぐくまれていることを忘れたら、健康に生きていけるはずがありません。人間も他の動物と同じように、自分の体に見合った食物を摂るべきです。自然のものをどのような配分で食べればよいか。穀物・豆類・野菜・果物・海草類を七、肉類・魚介類を一の割合で摂るというのが、人間の食生活の大原則です。

## 何を、いつ、どのように食べればよいか——新谷式食事健康法

私は長年、胃相・腸相の悪い人には、食事法を指導してきました。自然の摂理のかなった食事をしていると、胃相・腸相は目にみえて良くなってきます。それでは、何を、いつ、どのように食べればよいか、私が行っている新谷式食事健康法の要点を説明いたします。

### ●植物性のものは八五%〜九〇%、動物性のものは一〇%〜一五%

植物食と動物食の比率を七対一にするということは、だいたい植物食が八五%〜九〇%、動物食が一〇%〜一五%という割合になります。この比率を見ると、植物性の食物の割合がずいぶん多いと思われるかもしれません。しかし、現代人は動物性のたんぱく質や脂肪をとりすぎています。野菜、海草類、精製されていない穀物から、ビ

### 図５　腸内環境を改善する食事法

**85〜90%：植物性**

1. 未精製の穀物、副穀物、豆類
玄米、胚芽米（３分）、玄米パン、ひえ、あわ、きび、アマランサス、キヌワ
2. 野菜類：サラダ、温野菜、きのこ類、根菜
3. 海草類：ワカメ、コンブ、ヒジキ等（毎日１〜２回）
4. 果物：自家製のジュース（食前か食間がよい）、生の果物および干果類
5. ナッツ・種子類

**10〜15%：動物性**

1. 魚介類：小魚類、小エビ類、生魚がよい
2. 地鶏・地卵
3. 肉類・ミルク・ヨーグルト・チーズ
（できるだけ避ける。豆乳、豆乳ヨーグルト、豆乳チーズ等がよい）

タミン・ミネラル・酵素をしっかり摂らなければ、体の免疫力、抵抗力、恒常性を長く保つことはできません。

## ●精製されていない穀物・副穀類を積極的に摂る

八五％〜九〇％の植物食のなかで、主体となるのが穀物や副穀類（私は「雑穀」という呼び方は不適当だと思います）です。これは全体の四〇％〜五〇％にあたります。穀物というと、普通は白米を食べることが多いのですが、精製された白米は、ビタミンBやEや酵素などが取り

去られています。精製された白米は、自然のものを丸ごと食べるという理想からかけ離れた食物なのです。ですから、白米ではなく玄米や三分づきの胚芽米に、栄養素の豊富な押麦、ひえ、あわ、きび、アマランサスなどの副穀類を混ぜ、毎日食べるようにします。精製されていない穀物には、たんぱく質、炭水化物、脂肪、食物繊維、ビタミン、ミネラル、酵素がバランスよく含まれています。とくに玄米に含まれている酵素や食物繊維は、体内酵素の補充、便秘解消、有用菌の増殖に役立ちます。

## ●旬の野菜類・果物を副食の中心にする

三〇%～四〇%は野菜類、果物・海草とし、ナッツ類、豆類（大豆製品の豆腐や納豆も含む）は五%くらいにします。果物や野菜は、ビタミン、ミネラル、フラボノイド、ファイトケミカル、酵素をたっぷり含んでいるので、その季節のものを多種類摂るようにしましょう。気をつけたいのは、ナッツ類と豆類です。ナッツ、豆腐、納豆、そら豆、いんげん豆などは健康に良い食物ですが、摂りすぎるとたんぱく質が腸内で異常発酵をする原因になります。また果物についても、食後に摂ると、果糖によって胃腸の中で発酵を起こしがちです。果実が胃から腸に行く時間は、だいたい三十分くらいかかりますので、果実は朝食の三、四十分前に摂るのがよく、夕食後のデザートに食べるのではなく食間または食事の三十〜六十分前に食べるようにしてください。

## ●動物食は魚介類を摂り、肉類・乳製品は少なく

一〇%〜一五%の動物食は、できるだけ魚介類で摂るようにします。ひとつには肉類のたんぱく質のとりすぎは、脂肪のとりすぎにつながるからです。また肉類の脂肪を摂りすぎると、コレステロールの増加をまねきます。一方、魚介類の脂肪酸（EPA・DHA）は血をサラサラにし、コレステロール値を下げます。

**魚介類は丸ごと食べられる小魚が最良で、魚肉、貝類でもかまいませんが、いずれにしても一日一〇〇グラムくらいにとどめてください。**また魚肉の場合、煮る、焼くなど加熱をするより、酵素が摂れる新鮮な生《なま》の刺身が理想です。動物食のなかで、肉

類については牛、豚、ハム、ソーセージ、ベーコンなどは、食べるとしても少量を月に二～三回にします。鶏・卵・牛乳・乳製品も、せいぜい週一～二回にしてください。

## ●体に良い食習慣を続ける

食物そのものも大事ですが、良い食習慣を続けることも非常に大切です。良い食習慣のポイントのひとつは、よく噛むことです。一口三〇～五〇回くらい噛むと、粉状になって喉から流れていきます。噛むことによって唾液《だえき》の分泌も活発になり、胃液や胆汁《たんじゅう》とよく混ざって、消化・吸収の働きが高まります。よく噛んで食物の分子を細かくすることで、消化酵素の消耗を軽減し、同時に食物が無駄なく少量でも効率よく栄養が体にいきとどくわけです。

それから、夕食は寝る四～五時間前までにすませることも大事です。つまり寝る前の四～五時間は、決して飲んだり食べたりしないことです。就寝中に胃の中が空になっていると、正常な強い胃酸が出て、胃の中の雑菌を殺してくれます。寝ている間に、雑菌を胃酸でしっかり殺すことで、腸内細菌のバランスを保つことができます。また、夜遅く食べると必ず肥満になります。これは夜中にインスリンの分泌が増し、炭水化物やたんぱくを脂肪に変えるからだといわれています。

食習慣について、何度でも強調したいのは、規則正しく食べるということです。一日二〜三回しっかり食べる。そして、大食をしない。小食が健康に良いのは、体内酵素の消化酵素を無駄遣いしないからです。規則正しく食べ、よく噛んで、腹八分目にしておく。こうした食習慣をきちんと守ることが、ガンやさまざまな病気を防ぐ基本です。

## 生《なま》の食物を摂る——おすすめは発芽玄米の生汁

現代人は、ビタミン、ミネラルとともに体内酵素を必要以上に消耗させる環境に生きています。これまで述べてきたように、環境汚染、加工食品、電磁波、ストレスなど、現代社会のありようはわれわれの体内酵素をどんどん消費させます。体内の酵素が消耗されれば、食物から酵素をたくさん取り入れればよいのですが、それも十分とはいえません。

大きな理由は、食物に含まれている酵素は熱に弱く、加熱調理をする過程でなくなってしまうからです。人間も含め生命あるところ、必ず酵素があり、野菜や果物や穀物や肉類、魚介類すべてに酵素があります。ところが、これらの食物の酵素は、四八度～一一五度の熱で死滅してしまうのです。ですから、野菜を摂るにしても、煮たりゆでたり炒めたりするだけでなく、生野菜もたっぷり摂る必要があります。肉類は生で食べることはほとんどありませんが、魚介類も先ほど述べたように、刺身で食べたほうがいいのです。

それと、私がおすすめするのは、発芽玄米の生汁です。発芽玄米というのは、玄米を一晩水に漬けて、〇・五～一ミリほど発芽させたものです。発芽させることによって、眠っている酵素を目覚めさせ、玄米の栄養素の吸収をうながすわけです。玄米には、ビタミンやミネラルや酵素がたくさん含まれています。体内で酵素がうまく働くには、ビタミンやミネラルが必要です。したがって、ビタミンとミネラルと酵素が全部揃って含まれている発芽玄米を、生のままジュースにして飲むことは、効率的な栄養素の補給の方法といえます。発芽玄米の生汁を一日一杯飲めば、いっぺんにビタミンとミネラルと酵素を摂取できるのです。

発芽玄米の生汁の作り方は簡単です。

① 夜寝る前に、大さじ二杯の玄米を一〇〇㎖の水に漬けておく。

② 翌朝、水に漬けておいた玄米（発芽している状態）をミキサーにかけて粉砕する。

③ コップに移し、ティースプーン一～二杯のハチミツを入れて混ぜれば出来あがり。

この発芽玄米の生汁は、原則として朝食の前に飲んでください。毎朝きちんと食事を摂っている人は、朝食の前に飲み、そのあと生野菜のサラダや果物を食べてください。朝、食欲がない人は、これだけで良い栄養が摂れるので、生汁だけでも飲むことをおすすめします。

体内酵素やビタミン・ミネラルが不足したり、それらをスムーズに働かせる良い水の摂取が不十分だったりすると、健康を害し、老化を早めます。ところが、私たち人間は、大昔に火を使って食物を加熱することを覚えました。約五〇〇〇種類いるといわれる哺乳動物のなかで、消化酵素を体内に必要とするのは、人間と人間に飼われて加熱した餌や加工した餌を与えられている犬や猫だけです。他の哺乳動物は、酵素が含まれている生の動物や植物をそのまま食べるため、消化酵素を必要とせず、消化のために体内酵素を消耗することもないのです。

現代人は生の食物を食べることが非常に少なくなっています。それゆえ体内酵素が早く大量に消耗され、子どもの時から病気がちになっていると考えられます。ぜひ生の野菜、魚の刺身、発芽玄米の生汁などから酵素を摂取して、また植物性の発酵食品もよく食べて体内酵素の補給をするようにしてください。酵素サプリメント、消化酵素の摂取も健康維持に役立つと思われます。

# 子ども版新谷式健康法を！

山口県　松尾潤子　六十一歳

「安全・安心の仁保のんたはぜかけ米」を十数年と「田んぼの学校・山口」のお世話のボランティアをしてきた私は、自然に、穀菜食型の食生活をしている。ある時、自然食料理研究家の高畑康子先生の紹介で、『胃腸は語る』の本を手にした。良いことは、即、他人にも勧める正義感が持ち前の私は、健康をみんなで共有すると決め込んで、新谷先生の折尾講演には、大型バスを満席にして駆けつけたほどだ。

『胃腸は語る』を読んでいたおかげで、初めて大腸癌の検査も受けた。五ミリのポリープを取り除いてくれた医師が、なんとアメリカで新谷先生から学ばれたことのある佐々木明先生だった。この御縁が、更に御縁となって佐々木先生は、新谷先生との再会を果たされた。

そして、『胃腸は語る』を子どもが自ら読んで、自らヘルシーな料理も作れるように、今、私は新谷式健康法の子ども版をめざしている。元気な子どもが、元気な地域・日本を築いてくれるという思いからである。

ある雑誌に冬のソナタのペ・ヨンジュンが、朝、コップ一杯の水を飲むという記事があった。新谷式健康法の証しを得た気がして、良い水を飲むように心がけている私である。

# 玄米の自然な甘みに感動

新潟県　仲野彌生　六十一歳

数年前、私は柏崎市で開催された、新谷弘実先生の講演をお聞きしました。講演の中で、先生が撮影された人体の腸の内部をスライドで見ました。健康な人の腸内がきれいなピンク色をしていて、光り輝いている粘膜の状態が見えました。その映像が、今でも眼に鮮明に焼きついております。

私は自分の死を四十歳頃になって、やっと自覚した鈍な人間です。死線をもっと遠くにやりたいと考えるようになっていました。その頃、義兄の癌発症が契機となり、玄米食を始めました。病人が食べて治るものなら、健康な人にも絶対良い食物に違いないと思ったからです。一口入れて噛むと本当に甘かったこと。自然の甘みに感動し、神仏に救われていることが実感でき、感謝した次第です。あれからずっと今も玄米食です。

『胃腸は語る』には、先生が玄米のおにぎりを持って、お出掛けになることが書かれてありました。講演や著書を読ませていただき、新谷先生は超一流のお医者様であられると思いました。先生のご指導が、全国へ広まることを願わずにおられません。そして、服薬ばかりでなく新谷先生のような患者さんへの食事指導も、医療費として承認されますことを、期待したいものだと思います。

## 酸化した食物は摂らない

活性酸素についてはすでに詳しく述べましたが、もういちどいいますと、活性酸素というのは、体を酸化させ病気や老化を起こさせる物質です。食事についても、酸化した食物はできるだけ避けるべきです。酸化した食物を避けることによって体を酸化させず、健康を保つことができるわけです。

たとえばリンゴやジャガイモの皮をむいてほうっておくと、茶色から黒っぽく変化してきます。これは酸化の例です。ごまでも、すりごまにして皮を砕き、すぐに使わず置いておくと、ごまの油分が空気中に二％あるといわれる活性酸素により酸化されてしまいます。米でも、玄米から糠《ぬか》と胚芽《はいが》を除いた白米は、いうなれば酸化した（すなわちさびた）米ということです。つまり酸化するということは、食物に手を加えることで、食物がさび、崩壊、腐敗しはじめるということです。

ですから、自然のものを丸ごと食べなさい、新鮮なものを、また作りたてを食べなさいというのは、要するに酸化していないものを食べなさいという意味があるわけです。だから酸化していない食物は新鮮でおいしいのです。活性酸素を発生させるインスタント食品や加工食品はもちろん、調理・加工する段階で酸化したものもできるだけ摂らないほうがいいのです。

調理・加工する段階で酸化するもののなかで、注意していただきたいのは植物油です。現在は油の製法が、かつてのような圧搾法《あっさくほう》とともに、原料にヘキサンという化学溶剤を入れて高熱・高圧のもとで油を抽出する化学溶剤抽出法になっています。この方法でできた油は、トランス脂肪酸という体に悪い酸化物質を含んでいます。トランス脂肪酸は、圧搾法でも、また高熱下でも発生するので、現在製造されている多くの油に含まれています。体に良いといわれるサラダ油やコーン油などの植物油でも、そのような製法でできた油の摂りすぎは絶対に禁物なのです。オリーブ油にも含まれています。

それでは、トランス脂肪酸は、なぜ体に悪いのでしょうか。トランス脂肪酸は、いわば不自然な化学結合をしており、脂肪の分子の炭素と水素が異常なかたちで結びついています。植物・種子に含まれる油は、正常な炭素と水素の結合が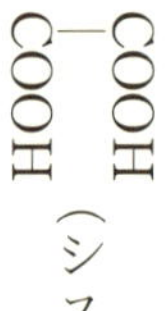（シス型）であるのに対し、搾《しぼ》ったり抽出したりした油は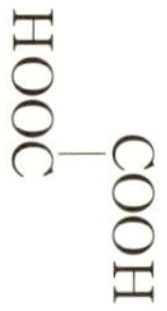（トランス型）になっているのです。脂肪酸は細胞膜を構成するものですが、そこに異常なトランス型の脂肪酸が入ってくると、細胞にダメージを与えます。また体の酵素や補酵素であるビタミンやミネラルを消耗します。それがガンの原因となったり、血圧を上げたり、コレステロール値を上げたりするわけです。マーガリンなどは、トランス脂肪酸が含まれる植物油に、水素を添加することで固めて作っています。欧米では、油やマーガリンのトランス脂肪酸について、含有量の上限値を定め、それを超えるものは販売禁止にしている国もあります。ところが、日本ではそのような基準は決められていないのです。

現在、さまざまな種類の植物油が市販されています。それらの植物油は、昔のように早く腐敗しないかわりに、その成分のトランス脂肪酸が細胞に打撃を与えて、いろいろな病気を引き起こします。どのような油にせよ、私はできるだけ油を調理に使わないことをおすすめしますが、完全に排除するのはむずかしいので、使う油は厳選したいものです。

わが家では、昔ながらの圧搾法で抽出したごま油と、エクストラバージンオリーブ油を時折少量使っています。また、いくつもの油を混ぜたサラダ油は使わず、有機栽培のべに花（サフラワー）の種子から作ったべに花油を使用しています。とにかく、油は小さい容器のものを選び、早く使いきることです。酸化や腐敗を防ぐには、容器に残った油に、抗酸化作用のあるビタミンEのカプセルを割って入れるなどの工夫もしています。子どもたちのおやつの加工品などに植物油使用と書いてあるものはできるだけ避けた方がよいのです。

＊ トランス脂肪酸を含んでいる食品類　サラダドレッシング、生クリーム、マーガリン、てんぷら、揚げ菓子、ポテトチップス、牛乳、干し魚など。

## 発酵食品から体内酵素を補給する

年齢とともに減っていく体内酵素は、ある程度食物から補給することができます。そのなかで、とくにおすすめするのが発酵食品です。日本には、納豆《なっとう》、糠漬《ぬかづ》け、味噌《みそ》、醤油《しょうゆ》、酢などの発酵食品があり、これらは日本人の食生活には欠かせないものばかりです。食物の有機化合物が菌の働きによって分解されたとき、有用な変化を発酵といい、有害な変化を腐敗といいます。このような発酵食品の酵母には、酵素が豊富に含まれているので、体に酵素を供給してくれます。ぜひ毎日適量を摂っていただきたいと思います。

また発酵食品が良いのは、有用菌の乳酸菌も多く含まれているということです。発酵食品は、体内に酵素を補い、腸内細菌のバランスを整えることもできるという一石二鳥のすぐれた食物なのです。主な発酵食品の働きをみていきましょう。

### ●納豆——酵素のナットウキナーゼが血栓を溶かす

植物性のたんぱく質の中でも、大豆のたんぱく質は畑の肉といわれ、必須アミノ酸（体内で合成することができないので、食物から必ず摂らなければいけないアミノ酸）の量も、ほとんど動物性たんぱく質に近いものがあります。大豆のたんぱく質は消化・吸収されやすく、アミノ酸として体内で分解・吸収されたあと、ふたたび肝臓でたんぱく質に合成される効率も、動物性たんぱく質よりずっと高いのです。このため、大豆をよく食べる人たちには、長寿の人が多いといわれています。大豆製品には、豆乳、豆腐、ゆばなどがありますが、**大豆を丸ごと食べられる納豆が食品として最もすぐれているといえるでしょう。**

納豆にはナットウキナーゼという酵素が含まれています。ナットウキナーゼというのは、納豆のあのネバネバの部分で、血栓溶解酵素として血栓を溶かす働きがあることがわかりました。納豆にはナットウキナーゼの他、アミラーゼ、リパーゼ、プロテアーゼといった酵素が含まれ、ビタミン$B_2$、ビタミン$K_2$、ビタミンEのビタミン類、鉄、カルシウムなどのミネラル類も含んでいます。また食物繊維が多く含まれ、整腸作用もある他、腸内細菌のバランスを整えて、O-157のような感染症にも有効であることが確認されています。現在ナットウキナーゼのサプリメントも発売されています。

## ●糠漬け——米糠で野菜に含まれるビタミンの効果が倍増

米糠は、玄米を精製して白米にするときに出る外皮です。この米糠により作られる糠床には、一五〇〇種類くらいの菌が生きているといわれています。米糠を発酵させることにより、麹菌《こうじきん》などの有用な細菌が増殖するとともに、玄米にもともと含まれている栄養素がさらに摂取しやすい状態になるわけです。

野菜を糠漬けにすると、加熱をしないため、ビタミンや酵素が失われずにすみます。しかも、米糠自体にもビタミン$B_1$、ビタミン$B_2$などが多く含まれているので、そうした栄養素が野菜に浸透し、いっそう栄養価が高くなるのです。家庭で糠漬けを作るには、糠床の乳酸菌と酵母を活性化させるためにも、一日に一〜二回はよくかきまぜる必要があります。糠床にする米糠は、無農薬米糠を使うべきです。

### ●味噌——大豆の成分サポニンが過酸化脂質の発生を防止する

味噌は蒸した米に細菌を接種し、麹を作ったのち、蒸した大豆、塩などを混ぜてすりつぶし、発酵させて作ります。麹菌によって生産されたアミラーゼやプロテアーゼなどの酵素は、原料の米のでんぷんやたんぱく質を分解し、アミノ酸、ペプチド、ブドウ糖などを作ります。そしてアミノ酸は、増殖した乳酸菌や酵母を活性化させます。大豆に含まれるイソフラボンには抗酸化作用があり、またサポニンは過酸化脂質の発生を防止し、コレステロール値の上昇、動脈硬化を防ぎます。

味噌は地方によって原料や気候が異なるため、多種類のものがあります。日頃飲む味噌汁に使用する味噌は、機械に頼らず、自然の麹を使った天然醸造《てんねんじょうぞう》の味噌をおすすめします。このような手作り味噌には、乳酸菌が多く含まれています。減塩みそといっても保存料や防腐剤の入っているものが多いので、むしろ天然醸造の減塩しない味噌の方がより安全だと思います。

## ●醤油――乳酸菌や有機酸の働きが殺菌効果をもたらす

醤油はわれわれの食生活に不可欠なものですが、体にもたらす効果はあまり知られていません。毎日使う醤油には、殺菌効果があります。塩分、乳酸菌、有機酸などが働いて、大腸菌などの有害菌の増殖を防止しているのです。醤油はまず蒸《む》した大豆と煎《い》った小麦に細菌を接種し、麹《こうじ》を作ります。麹を発酵させてもろみができる過程では、乳酸菌や酵母が増殖します。もろみの中では、細菌、酵母、それにアミラーゼやプロテアーゼやグルタミナーゼなどの酵素が協力しあって、醤油が出来あがるわけです。

普段使う醤油は、無農薬、無化学肥料の原料大豆を使用し、保存料、甘味料、防腐剤などが無添加の生醤油《きじょうゆ》がいいでしょう。一〇〇％丸大豆仕込みの本醸造で長期熟成させたものは、丸大豆もろみのほのかな甘みが感じられます。醤油の塩分が心配な人は、少なめに使ってください。

## 牛乳を摂ってはならない！

私の食事法において、ほとんどの患者さんに制限もしくは禁止するのが牛乳です。
これまで、牛乳は栄養があり、カルシウムの吸収が非常に良いと信じられてきました。
しかし、それは誤りであると断言します。

牛乳を飲むと、カルシウムが腸からよく吸収されるというのは、牛乳を飲むことで血中のカルシウム濃度が高くなるからです。ところが、血液中のカルシウムの濃度は一定で、九〜一〇mg／ccと決まっています。すると、牛乳を飲んで血中のカルシウム濃度が急に上がったとすると、どうなるでしょう。余分なカルシウムは、体から排泄されなければならず、飲めば飲んだだけ吸収されるわけではないので、牛乳のカルシウムは吸収がよい、ということはありえないわけです。

血中のカルシウムの量が一定以上になると、体はそれに対して拒絶反応を示します。

体には恒常性があり、血中のカルシウムの濃度が高くなると、腎臓《じんぞう》から排出しようとします。排出するときに、余剰カルシウムだけを排出すればいいのですが、マグネシウムや亜鉛や鉄など他のミネラルも出ていってしまいます。さらにビタミン類もいっしょに、尿から排出されてしまうのです。

ですから、牛乳の摂りすぎは百害あって一利なしです。牛乳を飲むとお腹が張る人、あまり好きではないのに健康に良いからと勧められて無理に飲んでいるような人は、

**飲まないほうがよいというよりも、むしろ飲むべきではありません。**

牛乳の中には、たくさんの乳糖が含まれています。乳糖が体に吸収されるには、それを分解する消化酵素が必要です。乳糖は腸粘膜内で酵素によって分解されて、普通の砂糖になったところで腸から吸収されるからです。ところが、日本人にはこの酵素が十分にない人が多いのです。体内に備わっている酵素の量は、その人によって異なる、ということは前に述べました。

乳糖を分解する酵素も、量的に十分ある人、ない人がいて、日本人では九〇％くら

いの人が十分にない人です。そういう人が牛乳を飲むと、お腹が張る、下痢をするといった症状があらわれます。これらの症状を乳糖《にゅうとう》不《ふ》耐症《たいしょう》といいます。乳糖不耐症の人は、乳糖が小腸で吸収されずに、そのまま大腸にいきます。そこで大腸菌によって分解されて、ガスと酸を発生させ、これが大腸を刺激して腹痛や下痢を起こすわけです。つまり牛乳を飲むことによって下痢を起こし、牛乳に含有されているビタミンやカルシウムなどの栄養素とともに、腸内の栄養分も、便として体外へ排出してしまうのです。そのことによって、腸内細菌のバランスも崩れてしまいます。

牛乳は日本人にとって最適の栄養食ではありませんし、乳糖不耐症の人にはかえって害になるくらいです。

それから、もうひとつ問題なのは、牛乳のとりすぎが骨粗《こつそ》しょう症をつくるということです。年をとるとカルシウムが減って骨粗しょう症になるから、牛乳を飲みなさいというのも誤りです。**牛乳の飲みすぎこそが、骨粗しょう症をつくるのです。**

牛乳のカルシウムと、血中のカルシウム濃度については先ほど述べました。結局、なぜ牛乳のカルシウムは吸収がよいと信じられているかというと、飲むと血中のカルシウム濃度が急に上がるからです。カルシウムは小魚や海草にもたくさん含まれていますが、これらは食べても血中のカルシウム濃度は急に高くはなりません。それと比較すると、牛乳は飲むと、血中のカルシウム濃度が急激に上がるから、吸収がよいといっているわけです。

しかし、急激に上がったからといって、そのぶんが体に吸収されるかというと、余分なカルシウムは排出されるだけで、しかもいっしょにビタミンやミネラルも排出してしまうということは、先に述べました。**小魚や海草は食べてもカルシウム濃度は急に上がりませんが、血中の一定の濃度を保ちながら、ゆっくりと必要な量だけ体に吸収しているのです。**

小魚や海草の他にも、精製されていない穀物、野菜にもカルシウムは豊富に含まれています。これらをバランスよく摂っていれば、骨粗しょう症の心配はありません。

私は長年にわたりアメリカで患者さんの検査・治療を行ってきたなかで、牛乳を飲み続けて、骨粗しょう症になった人をたくさん見てきました。アメリカ、デンマーク、フィンランド、スウェーデンといった酪農のさかんな、乳製品を大量に摂取している国の人に、骨粗しょう症や股関節骨折《こかんせつこっせつ》が非常に多いことも、牛乳がカルシウムの吸収にあまり役立っていないことを証明しています。

最近になって（二〇〇一年）、ハーバード大学でも七万八〇〇〇人の人を対象に、十二年間調査した結果、牛乳を飲めば飲むほど骨粗しょう症になると報告しています。毎日牛乳を飲み続けることは、骨粗しょう症だけでなく、動脈硬化、高血圧、糖尿病、指や膝の関節炎、潰瘍性大腸炎《かいようせいだいちょうえん》、クローン病、アトピー性皮膚炎、花粉症、ニキビ、ぜん息、白血病、そして子どもの糖尿病の第一原因になることも、多くの大学で発表しているのです。

現在市販されている牛乳は、健康維持ということからいっても、まったく有用な食品とはいえません。市販の牛乳はどのように製造されるかというと、まず牛から吸引されてタンクに貯蔵されます。タンク内ではかき回して均等化するときに、過酸化脂《かさんかし》質《しっ》ができます。さらに今度は消毒するわけですが、六〇～一三五度の高温で殺菌するため、生牛乳に含まれていたリパーゼ、ラクターゼ、アミラーゼ、ガラクターゼといった酵素が死滅してしまいます。そうして加熱することで、たんぱく質も変質させます。こういう過程で出来あがった牛乳が売られているわけです。市販の約九〇％の牛乳は、高温殺菌で処理されています。このような酵素の死滅した、過酸化脂質の含まれたものを、赤ん坊や子どもに毎日飲ませることが良いわけはありません。ドクターや栄養士の人たちは大いに反省すべきです。

ですから、大人で牛乳が好きな人なら、週に一～二回くらいは飲んでもかまわないでしょうが、嫌いな人が飲めば必ず何らかの病気になるということを肝に銘じておきましょう。

乳ガン、前立腺《ぜんりつせん》ガンなどになった人たちの食歴を聞くと、全員が牛乳、チーズ、ヨーグルトなどを毎日食べ、また牛肉も頻回に（週三～四回以上）食べている人たちでした。十代・二十代の青少年で、潰瘍性大腸炎・クローン病になった人たちの食歴は、全員が牛乳や乳製品（チーズ、ヨーグルト）が嫌いだったのに、学校や家庭（とくに母親から）無理に飲まされたり食べさせられたりしていた、というものです。

学校給食や病院の術後患者の流動食に牛乳を出す習慣は早急に廃止すべきです。また、妊娠中や授乳期に牛乳を飲んで母乳がたくさん出るようにする愚行は、子どもにアトピー、花粉症、ぜんそくなどのアレルギー疾患をつくったり、母乳の出を悪くしたりするのが普通です。大豆から作った豆乳は、牛乳と違って大変良い食品です。牛乳ではなく豆乳をおすすめします。また豆乳から作ったチーズやヨーグルトも市販されています。

地球上には約五〇〇〇種類の哺乳動物がいるといわれています。人間も哺乳動物の一員です。人間以外では、成長して自分で食べられるようになってから他の動物のミルクを飲む例はありません。飲めば病気になることを知っているからでしょう。このことからも、成長後、栄養食品として秀でているとかカルシウム摂取として最適な食品だとか、間違った理論付けをしている人間は、自然の摂理、神の摂理に反したことをしているのだといえます。

日本で牛乳を本格的に飲み出したのは一九六〇年頃で、まだ五十年にもなりません。イギリスでも一八〇〇年代中葉からだそうです。医療費の削減という点からも、学校給食で牛乳嫌いの子どもたちに毎日飲むことを強いたりせず、一般国民にも牛乳をできるだけ摂取しないように教育すべきです。仔牛を育てるには牛の母乳を与えるのが一番良い食物ですが、市販の牛乳で仔牛を育てようとすると、数日で死ぬそうです。すなわち死んだ牛乳を一番かわいい自分の子どもに与えて育てようとして逆に病気にさせている人間たちは何と愚かだろうと思うばかりです。

潰瘍性大腸炎、クローン病などの治療の第一歩は、まず牛乳、乳製品をやめることから始めなければなりません。実際私は、自然の酵素を多く含んだ食事とサプリメントで、これらの難病といわれる病気を治しています。

## 体内酵素の働きを高めるビタミン・ミネラルを摂る

体内酵素の働きに欠かせないものが、補酵素《ほこうそ》（酵素の働きを助ける）ともいわれるビタミンとミネラルです。体内酵素の活性化には、ビタミンとミネラルはなくてはならないものです。体内で発生する活性酸素の解毒《げどく》のために、体内酵素はどんどん消耗します。その体内酵素の解毒作用をさまざまなかたちで助け、活性酸素に対抗して酸化を防止するのがビタミンとミネラルなのです。抗酸化作用をもつものとしては、ビタミンではビタミンA（β《ベータ》－カロチン）・ビタミンB群・ビタミンC・ビタミンEなどがあり、ミネラルではマグネシウムと硫黄の他、微量ミネラルとしてセレン（セレニウム）・亜鉛・鉄などがあります。穀物、野菜、果物、海草には、抗酸化物質としてのビタミンやミネラルが多量に含まれています。

ビタミンとミネラルは、アミノ酸も含めて、微量栄養素（マイクロ・ヌトリエント）といわれています。微量といっても重要ではないという意味ではなく、炭水化物やたんぱく質より少ない量であっても、体に不可欠な栄養素ということです。ビタミンとミネラルは健康の維持、病気の予防や、精神的なバランスを維持するうえでも大切なものです。たんぱく質や脂肪のように、それ自体が血や肉になるわけではありませんが、ビタミンやミネラルが不足したら、免疫力や抵抗力が落ちて、精神的にも不安定になり、体全体の機能が低下してしまうのです。

そのように大切な栄養素であるにもかかわらず、現代の食品は加工、精製されたものがあふれ、ビタミンやミネラルが不足しがちになっています。食品だけでなく、環境汚染やストレスなどの問題もあり、体の中では大量の活性酸素の発生とともに、ビタミンやミネラルが消費されていきます。そうした環境に生きる私たちは、どのビタミンやミネラルがどのように体に良い作用をもたらすのか、知識を得て、自分の体を守っていかなければいけません。ここでは、主に抗酸化物質としてのビタミンとミネラルについてみていきます。

## ●ビタミンA——ガンを予防し活性酸素を排除する

ビタミンAは、ガン予防のビタミンともいわれています。また感染症や老化の防止に役立つともいわれています。ビタミンAというのは、動物性の食物からとれるレチノールと、動物性および植物性の食物からとれるカロチンの総称です。その他には、食物が体に入ったとき、ビタミンAになる前の段階の物質としてβ-カロチンもあります。β-カロチンは、強力な抗ガン効果があるということで、注目されている物質です。

**β-カロチンを含むビタミンAは、強い抗酸化作用をもっています。**つまり食物として摂った脂肪が酸化して、過酸化脂質《かさんかししつ》になることを防ぐ働きがあるのです。過酸化脂質についてはこれまでも述べてきたように、活性酸素の一種であり、細胞に害をもたらして、体をサビつかせる物質です。ビタミンAは、こうした過酸化脂質に抗酸化作用を発揮し、ガンなどの病気の予防に役立っているわけです。またβ-カロチンは、細胞膜のところで活性酸素を捕まえて無害にするような働きをもっています。

ビタミンAには老化防止の作用はありませんが、β-カロチンは年をとるにつれて起こる細胞の損傷を防ぐ働きがあることが、動物実験によってわかっています。このようにβ-カロチンはガンや老化を防止し、動脈硬化や糖尿病の予防治療に効果があるので、毎日十分摂取することが必要です。またアメリカの研究では、紫外線を浴びると、β-カロチンが減少するといわれています。

紫外線は、体内に活性酸素を発生させ、皮膚の老化や皮膚ガンを起こします。紫外線を長時間浴びたときは、β-カロチンを含んだ緑黄色野菜や海草類、果物をたくさん食べるようにしてください。β-カロチンは、にんじん、ほうれん草、ブロッコリー、さつまいも、かぼちゃ、ビーツ、クレソン、大根の葉など、いろいろな緑黄色野菜に含まれています。オレンジ、メロン、パパイアなどの果物、ノリ、昆布、わかめ、ひじきなどの海草類にも多く含まれています。

## ●ビタミンB――生活習慣病を防止する

ビタミンBは、複合ビタミンBと、ビタミンB群としてビタミン$B_1$・$B_2$・$B_6$・$B_{12}$・ニコチン酸（$B_3$）・パントテン酸（$B_5$）・葉酸《ようさん》・コリン・バイオチン・イノシトール・パラアミノ安息香酸《あんそくこうさん》（パバ）などがあります。これらB群のそれぞれは固有の働きをしながら、おたがいに助け合って健康を保持する働きをしています。

ビタミンB群は、$B_1$・$B_6$・$B_{12}$・葉酸などが脳神経などの神経系の働きを高めるほか、高脂血症（ニコチン酸）、糖尿病（$B_6$）、動脈硬化（ニコチン酸・イノシトール）、高血圧（コリン）などの生活習慣病にも効果があります。これらのB群は水溶性のビタミンで、一種類または全種類をいっぺんにたくさん摂っても、体に蓄積されることなく排泄されてしまいます。ただし、ビタミン$B_{12}$だけは排泄されず、肝臓に蓄積されるといわれています。

ビタミンB群の中で、ビタミン$B_1$、ビタミン$B_2$、パントテン酸は、活性酸素に対抗する抗酸化作用をもっています。ビタミン$B_1$は、体の中に入ったアルコールを肝臓で解毒するときに、大量に必要になります。またビタミン$B_2$は、体内酵素のグルタチオンペルオキシターゼを活性化して、細胞内のミトコンドリアでできた活性酸素を解毒する作用を助けます。パントテン酸は、農薬や各種の薬品などによる活性酸素を体内酵素とともに解毒するといわれています。

ビタミン$B_1$は、玄米、胚芽米、精製されていない穀物、押麦・あわ・ひえ・きび・アマランサスなどの副穀類、小麦の胚芽、ごま、落花生、海草類、豆類、いも類、豚肉、牛や豚のレバー、うなぎなどに含まれています。ビタミン$B_2$は、精製されていない穀物、緑黄色野菜、卵、うなぎ、焼きのり、しいたけ、たらこ、肉類などにも含まれています。パントテン酸が含まれている食物は、精製されていない穀物、副穀類、レバー、卵、落花生、大豆、グリーンピース、オートミール、ブロッコリーなどです。

## ●ビタミンC――強力な抗酸化作用と長寿のビタミン

ビタミンCは、強力な抗酸化物質として、ガンの予防に有効に働きます。ビタミン

Cのガン予防としてのひとつは、発ガン物質であるニトロソアミンの体内での合成を防ぐ力があるということです。ニトロソアミンというのは、肉・魚などに含まれるアミンという物質と、野菜・食品添加物の発色剤などに多く含まれる亜硝酸が、胃の中で反応してできるものです。ビタミンCは、このような有害物質が細胞膜やDNAを損傷しないように、中和する作用があるのです。

また体内に有害なウイルスや細菌が侵入すると、白血球がそれを攻撃しますが、この白血球が働くときに、ビタミンCが大量に必要になります。ですから、**カゼを引いたときや引きかけているときに、ビタミンCの摂取が予防や治療に効果があるわけです。**

ビタミンCもBと同じく水溶性なので、体内では貯蔵できないため、毎日摂る必要があります。とはいえ、ビタミンCが体に良いからといって大量に摂取すると、余剰分を排泄しなければならないので、腎臓に負担をかけることになります。また、摂りすぎによって、胃腸の粘膜を傷つけ、潰瘍をつくることもあります。したがって、必要以上は摂らないようにしましょう。サプリメントのビタミンC剤も、一日五〇〇ミリグラム摂取すれば十分です。

ビタミンCは、オレンジ・グレープフルーツなどの柑橘系の果物、じゃがいも、トマト、メロン、イチゴ、ブロッコリー、キャベツ、カリフラワー、ピーマン、芽キャベツ、小松菜、かぶの葉、ほうれん草、菜の花など、多くの果物、野菜に含まれています。

## ●ビタミンE――細胞の老化を防いで若さを保つ

ビタミンEは、水溶性のビタミンBやCと違い、脂溶性《しようせい》のビタミンです。ビタミンEは、子宮、睾丸《こうがん》、副腎《ふくじん》、脳下垂体《のうかすいたい》、血液、筋肉、心臓、肝臓に貯蔵されます。酸化しやすく酸素に弱いビタミンです。一日二〇〇ミリグラムぐらいが適量です。

ビタミンEの大きな働きは、**抗酸化作用により細胞の老化を予防することによって、若さを保つということです。**脂溶性のビタミンであるビタミンEは、細胞膜などで活性酸素の害を防いでくれるのです。また血中の善玉コレステロールを増やし、悪玉コレステロールを減らし、さらに中性脂肪も減らすので、動脈硬化や高血圧を防ぐ働きもあります。ビタミンEを多く含んでいるのは、小麦の胚芽《はいが》、米糠《こめぬか》、大豆、落花生、コーン、ピーナッツ、アーモンド、ヘーゼルナッツ、卵、うなぎ、たらこなどです。

## ●カルシウム——骨粗《こつそ》しょう症を予防するミネラル

カルシウムは体に最も多く含まれているミネラルで、成人の体には体重五〇キロの人で約一キログラムのカルシウムがあります。カルシウムの九九％は骨や歯に含まれており、残りの一％は血液、体液、細胞内に分布しています。カルシウムはとくに抗酸化作用に関与していませんが、体にとって非常に重要なミネラルなのでここでとりあげておきます。

カルシウム不足による問題は、骨粗しょう症です。食物から十分にカルシウムを摂っていない人、四十五歳以上の更年期の女性、六十五歳以上の熟年期の男性、アルコールやタバコを大量に摂る人、運動をほとんどしない人、逆に過剰に運動する人、高たんぱく食を常食している人などは、カルシウム不足になりがちです。骨粗しょう症というのは、骨からカルシウムがなくなっていき、骨がスカスカになる病気で、ちょっとした衝撃で骨折が起こりやすくなります。

なぜ、骨からカルシウムがなくなっていくかといいますと、年齢とともに消化管からのカルシウムの吸収率が低下するからです。それと人間の体は、血液中のカルシウムをつねに一定に保つようになっていて、血液中のカルシウムの量が減った場合、骨や歯にある細胞がカルシウムを溶かして、血液中のカルシウムの量を一定にしようとします。ですから、五十代、六十代の人でカルシウムを含んでいる食物をあまり摂らず、ほとんど運動もしないと、骨や歯からカルシウムが溶け出して、骨がスカスカになってしまうのです。

一日に必要なカルシウムの所要量は、八〇〇～一五〇〇㎎とされています。ところが、日本人のカルシウムの平均摂取量は五五〇㎎以下だそうで、カルシウム摂取不足といわれていますが、このような数値が何を根拠にしていわれているのかはっきりしません。二十代、三十代で骨量が平均より二〇%も少ないと、五十歳を過ぎてからほとんどの人が骨粗しょう症になるといわれています。したがって、中年になってから急にカルシウムを摂りだすのではなく、十代、二十代のうちからカルシウムの豊富な小魚、小エビ、海草類、野菜類、精製されない穀類、豆類を十分に摂取し、適度な運動や重いものを持って歩く習慣などを身につけるよう心がけたほうがいいでしょう。

カルシウムが多く含まれているのは、ちりめんじゃこ、しらす、いりこ、たたみいわし、めざしなどの骨ごと食べられる小魚類や、干しエビ、海草類です。これらの食品には牛乳のカルシウムの十~三十数倍ものカルシウムが含まれており、カルシウムの宝庫といっていいくらいです(サクラエビで三十七倍、ちりめんじゃこで二十二倍だそうです)。またカルシウムは精製されていない穀物、副穀類、ほうれん草など緑黄色野菜にもたくさん含まれています。

ただし、不足しがちといって、必要以上に摂取するのは健康によくありません。サプリメントのカルシウムをとりすぎると、便秘、吐き気、食欲不振、腹部膨満感といった症状があらわれます。カルシウムだけを大量に摂取することで、腸内細菌のバランスを崩すと、鉄、亜鉛、マグネシウムなど他のミネラルの吸収も低下してしまいます。カルシウムの豊富な食物には、大腸ガンをはじめ種々のガンを予防したり、老化現象を予防する作用もあります。非常に大切なミネラルですが、やはりいろいろなミネラルを十分含有した食物をバランスよく摂ることが必要なのです。

**小腸は自分の体に必要なものを取捨選択して吸収するので、カルシウムなどの栄養素を十分に含んだ食物をよくかんで食べることが大切ですが、カルシウムを飲めばそれだけが大量に吸収されるわけではないことをよく学んでいただきたいと思います。**

牛乳を飲むとカルシウムの血中濃度が一時的に上がるのは、牛乳たんぱくと結びついたカルシウムの分子が15／1000㎜以下と非常に小さいので、異種たんぱくであるにもかかわらず、とくに子どもたちの十分発達していない腸壁から大量に吸収され、血中に入り込むからだと考えられています。そのため異種たんぱくが血中に直接入るので、アレルギー反応が出たりアレルギー体質になったりすると思われます。普通たんぱくは腸壁でアミノ酸に分解されてから吸収されなければなりません。

### ●マグネシウム――体内酵素を活性化する

マグネシウムもカルシウムと同様に、体にとって大量に必要な重要なミネラルです。マグネシウムの約五〇％は骨や歯に含まれ、あとの五〇％は細胞液の中に含まれています。マグネシウムの大きな働きは、体内酵素の作用を活発にすることです。活性酸素を体内酵素が解毒するときに、その働きを助けたりいろいろな有害物質を除去したりします。また細胞中の遺伝子をつかさどるDNAやRNAなどの細胞核の生成にも、重要な働きを担っています。

マグネシウム不足が起こるのは、動物性の高たんぱく、高脂肪の食物を多く摂る人、カルシウムやビタミンDを過剰に摂取する人、アルコールを大量に飲む人、慢性の下痢がある人、利尿剤を使っている人などです。マグネシウムは、精製されていない穀物、副穀類、緑色野菜、海草類、種子、豆類、魚介類などにも含まれているので、欠乏しないようにこれらの食物を十分に摂りましょう。

### ●硫黄《いおう》――活性酸素や有害物質などの毒素を中和する

硫黄も、私たちの体にとってさまざまな働きをしています。硫黄は、皮膚、爪、毛髪などを健康に保ったり、体の細胞に必要なたんぱくの生成に関わったりしています。体の組織をつなぎ合わせるコラーゲンを生成する役割も果たしています。重要なのは、食物と排気ガスやスモッグなどの環境汚染によって体内に発生した活性酸素を中和、解毒することです。**体に入ってきた毒素を、肝臓から胆汁として放出する作用を助ける働きがあるのです。**

硫黄を含む食物は、豆類、キャベツ、卵、チーズ、にんにく、たまねぎなどです。牛肉、豚肉、鶏肉、魚肉など、動物性のものにも含まれています。硫黄は、食物や水や飲料水からだけでなく、汚染された空気からも吸収されます。そのため、摂りすぎによる過剰症や、不足による欠乏症はほとんど生じることはありません。

## ●亜鉛――体内酵素の生成に役立つ微量ミネラル

抗酸化作用をもつ亜鉛、セレン、鉄のほか、ボロン、銅、マンガン、クロムなどは微量ミネラルといわれています。ごくわずかな量で足りるためにその名があるわけですが、これらのミネラルがなければ健康を維持することはできません。微量ミネラルは、ビタミンや酵素とともにバランスを保ちながら、われわれの生命を支えています。

微量ミネラルの中で、亜鉛は体内酵素の生成を助ける働きがあります。またカゼのウイルスが体内に侵入してきたとき、亜鉛と体内酵素が協力してウイルスの増殖を防ぐこともします。その他には、体のエネルギーを一定にするインスリンを作ったり、たんぱくの生成、細胞の生成にも関わっています。

亜鉛は、精製されていない穀物、ナッツ類、魚介類、豆類、鶏肉などに含まれています。全粒小麦粉には、精製された小麦粉の約六倍もの量の亜鉛が含まれています。

ですから、パンなども白パンではなく、できるだけ全粒粉を使ったパンを選ぶようにしましょう。それと、アルコールを飲むことで、亜鉛の吸収が悪くなることがわかっています。結果、亜鉛の欠乏をきたすので、アルコールは極力避けることです。

## ●鉄――血液、免疫、成長に必要不可欠

鉄の主な働きは、ヘモグロビンという赤血球の色素の原料となり、赤血球を酸素化して体のすみずみに酸素を運ぶことです。このように鉄は、血液の中に最も多く蓄えられていて、これが足りなくなると貧血になります。その他にも、鉄は子どもの成長に必要なものであり、免疫力や抵抗力をつける働きがあります。また鉄は、活性酸素を解毒《げどく》する酵素カタラーゼの生成にも役立っています。鉄が足りなければ、体内酵素のカタラーゼは作られなくなるので、しっかり補給しなければなりません。

鉄の吸収は、ビタミンCが加わると三割も促進されるといわれています。緑黄色野菜には、鉄もビタミンCも含まれているものがたくさんあるので、毎日の食事で十分

に摂ることです。鉄の吸収には、銅、マンガンなど他の微量ミネラルや、ビタミンA、ビタミンB群なども必要ですし、胃に十分な強い胃酸があってこそ正常に吸収されます。その意味でも、胃酸を少なくするような薬を長期間飲むことは絶対に避けるべきです。

鉄が含まれる食物は、卵、魚、肉類、緑黄色野菜、セロリ、パセリ、全粒小麦粉、副穀類、アーモンド、アボガド、海草類、豆類、桃、梨などです。過激な運動をする人、多量の汗をかく人は、体から鉄が多く失われるので注意してください。ただし、鉄は体の中に長期にわたって蓄えられるので、あまり多量に摂りすぎても過剰摂取による肝硬変、糖尿病などの病気の原因となります。特に注射して摂った場合は注意が必要です。成長期の子どもたちや月経のある女性には鉄の入ったビタミン、ミネラルのサプリメントが必要ですが、中高年男性や閉経後の女性は鉄を含まないビタミン、ミネラル栄養剤を飲むことです。

新谷式健康法と私

## 新谷先生は娘の命の恩人

愛媛県　**K・Y**　六十七歳

私の娘は高校二年生だった昭和六十三年の九月、潰瘍性大腸炎と診断されてまるまる一学期間、四カ月もの入院生活を送っていました。胃腸の内視鏡検査も痛みを伴いとても辛いようでした。その時アメリカでご活躍の新谷弘実先生のお名前を知ることとなり、ニューヨークの友人が新谷先生と知り合いであったことから、その友人を通じてご診察の予約を取ることができました。

日本ご帰国時の昭和六十四年一月四日、前田病院で新谷先生のご診察を受けました。胃腸の検査後、不安な気持ちで面談したとき、先生の最初のお言葉は「この病気は治るからね。これからいう食事をして下さい。まず玄米食、小魚や芋の煮物などを中心にすること。牛肉や牛乳、バターやチーズは絶対に摂らないことです。」

私たちにとっては神の声に聞こえました。「薬も今日から徐々に減らしていきましょう。四カ月も入院しているから病人になる。すぐ退院しなさい」とのお言葉に従い、翌々日にはそれまで入院していた病院を退院。その日から家族全員で食事を新谷式に変えました。

それから三年、新谷先生のおっしゃっていた通りに娘はすっかり元気になって成人しました。そして一昨年には幸せな結婚をし、この六月には出産の予定です。新谷先生は娘の命の恩人です。娘の幸せは新谷先生のお陰様でございます。家族も毎年検査でお世話になっています。感謝感謝です。

## ●セレン――活性酸素を防止する強力な抗酸化剤

セレンは、抗酸化物質として非常に重要な役割を果たしています。とくにビタミンEと協力して、その力を強めるといわれています。セレンは抗酸化物質として、活性酸素の発生を防御し、免疫機能を維持しています。ビタミンA、B、C、Eなどの抗酸化作用と同じように、**セレンも体の中で起こる酸化作用によるいろいろな老化現象を防ぐ、すぐれた抗酸化作用をもつミネラルです。**心臓や血管系統にも働きかけ、心臓や血管の細胞を活性化させることにも役立っています。

セレンを十分に摂ることによって、体内の組織は若々しく保たれるというわけです。セレンをビタミンEとともに摂ると、感染などから体を守ってくれる抗体を作る役割も果たしてくれます。またセレンは、体内酵素のグルタチオンペルオキシターゼの生成にも関与しています。現在、セレンについての研究はさかんに行われており、関節炎、白内障、筋萎縮症《きんいしゅくしょう》など、いろいろな病気に効果があるといわれています。

セレンは、精製されていない穀物、副穀類、にんにく、セロリ、たまねぎ、大根、ブロッコリー、きゅうり、きのこ類、卵、魚介類、肉類、牛や豚のレバーなどに含まれています。ただし、穀物や野菜に関しては、長時間煮ると約半分のセレンが失われるといわれています。

ここでは、主に抗酸化物質としてのビタミン、ミネラル、微量ミネラルをとりあげました。ひとつ注意していただきたいのは、それぞれの栄養素がたがいに協力し合って働くことで、われわれの健康が正常に保たれるということです。ここであげた他にも、さまざまなビタミンやミネラルがあり、たがいに助け合い、補い合って、体に良い作用をもたらしています。ですから、例えばビタミンEやセレンが活性酸素を解毒してくれるからといって、そればかり大量に摂っても、健康を維持したり、病気を予防することはできないのです。

微量栄養素のビタミンとミネラルは、その働きが相互に関連しています。たとえば、ビタミンDはカルシウムの吸収をよくしますし、鉄はビタミンB群の代謝を助けます。

銅はビタミンCの働きを補助し、マグネシウムはビタミンCの代謝に必要です。あるいは、リンはニコチン酸の吸収に役立ち、硫黄はビタミンB群といっしょに体の代謝に関与しています。このような相互関係があるわけですから、どれかが足りなくても、どれかが多すぎても、健康になんらかのかたちで障害が出てくるのです。だいたい、われわれの体は同じものを摂り続けると、腸からの吸収を拒否して、必要な分以外は排泄してしまいます。

ほんとうの意味で健康に生きていくためには、多種類の栄養素をバランスよく摂らなければなりません。毎日食べる食物から、いろいろなビタミンやミネラルを摂取することで相乗効果がもたらされ、そこではじめて食物のビタミンやミネラルが体に良い作用をおよぼしてくれるのです。よく嚙んで（30～70回／一口）食べることも大切です。

## 体の健康維持を助けるサプリメントを活用する

体内酵素を保ち、腸内細菌のバランスを整え、活性酸素の解毒による体内酵素の消耗をなるべく少なくすること。そのためには良い食事を少なく摂り、体に有害な食物、飲み物、嗜好品は避けること。そして大腸内の腐敗物や毒素を含む便を早く規則正しく排出すること。

これが健康維持と病気予防の基本ですが、ある程度の年齢になると、どうしても体内酵素は減っていきます。腸内細菌も加齢にともない、乳酸菌などの有用菌が減り、有害菌が増えてきます。若い世代の人でも、食物環境はますます悪化し、活性酸素の害に日々さらされています。そうした慢性的な体内酵素不足、有用菌不足を補ってくれるのがサプリメントです。体の恒常性や免疫力や治癒力を高めるためには、良い食事を摂るとともに、自然の成分のサプリメントを摂ることをぜひおすすめします。

私が推奨するのは、酵素サプリメント、免疫調整物質、抗酸化物質といった種々のサプリメントです。酵素サプリメントは、消耗しがちな酵素を体に供給します。免疫調整物質や抗酸化物質は、体内酵素の消耗を軽減したり、活性酸素を除去したり、免疫系統を活性化するなどの効果があります。また、それぞれのサプリメントは、消化・吸収を高めたり、血液の循環をよくしたり、細胞の老化を防ぐなど、複合的な働きをもっています。

近年、ガンをはじめ高血圧、糖尿病、動脈硬化などさまざまな生活習慣病がサプリメントと食事法によって改善したり根治したとの報告がみられます。サプリメントを上手に利用することで、免疫力・抵抗力・自然治癒力をより向上させることが可能になります。サプリメントを選ぶ場合は、氾濫《はんらん》する情報にまどわされず、内容をよく知ったうえで、自分に合うものを選ばなくてはなりません。また自分の体質や食事内容や生活習慣によって、いくつかのサプリメントを組み合わせ、さらに効果をあげることも大切です。どのサプリメントが自分に必要なのか、しっかり検討したうえで適切な摂り方をしてください。サプリメントに詳しい医師に相談するとよいと思います。

## ●酵素・消化酵素・自然治癒力

私たちが生まれつきもっている自然治癒力と免疫力を最大限に働かせるためには十分な体内酵素が必要であることについては再三述べてきました。私たちのエネルギー、スタミナ、活力のすべては酵素の力によるものだといっても過言ではありません。

とくに日頃消化酵素がきちんと供給されているかどうかが、あなたの体調、健康、そして長寿に大きな影響力を与えます。前著『胃腸は語る』で私は、You are what you eat.（「あなたのからだは食べ物次第」）という英語の格言を紹介しました。これは実際には、You are what you can digest and absorb.（「あなたのからだは、あなたが何を消化・吸収できているかによる」）ということです。いうまでもなく、食事を体内で消化・吸収しなければ生命を維持することはできません。

この消化・吸収は、①私たちの体内にある消化酵素、②新鮮な生の野菜、果物、海草などの植物性の食物や、同じく新鮮で生の魚、生卵、生牛乳や生肉類などに含まれる消化酵素、③発酵食品、④サプリメント（消化酵素剤など）、の働きによってなされています。

胃腸の不快感、胃痛、胸やけ、便通不順、腹部膨満感《ぼうまんかん》、腸内異常ガス発生、吐き気、食欲不振などの症状は、ほとんどの場合、消化酵素不足にかかわっています。消化酵素の不足は、不十分な消化となって不快な症状や病気を発生させたり、病気の悪化や慢性化を引き起こしたりします。

食物を十分に消化・吸収するためには、毎日大量の消化酵素が必要ですが、年をとればとるほど体内酵素の量も減少します。すなわち、消化酵素を含んだ新鮮な生の植物性・動物性の食物や、消化酵素のサプリメントを十分に摂るようにしなければなりません。

加齢にともなう病気の大半は避けられないものではなく、酵素の不足による消化不良、異常発酵により生じた腸内の毒素や老廃物が体に負担をかけすぎることによって生じた結果だといっても過言ではありません。

消化器としての胃腸には、毎日約十リットル（一万cc）の消化液が、主に膵臓《すいぞう》、肝臓、胃・腸内で産出され、食物の消化に当たっています。この消化液には二十二種類の消化酵素が含まれています。腸内では、複合炭水化物は糖に、たんぱく質はアミノ酸に、脂肪・油は脂肪酸とグリセロールといった具合に、酵素によって体内に吸収されやすい形に分解されます。

これらの酵素をつくったり適切に働かせるためには、種々のビタミン、ミネラルなどの栄養素が必要になります。例えば亜鉛は胃酸とプロテアーゼ（たんぱく質分解酵素）をつくるのに必要です。そのため亜鉛不足の人はたんぱく質を十分に分解することが不可能になります。そして食物のたんぱく質がアミノ酸にまで十分に分解されず、一部のたんぱく質が小腸壁から異物として血液中（体内）に吸収されます。体の免疫系はそのたんぱくを異物＝敵の侵入者と認識し、攻撃します。これが食物アレルギーの原因になるのです。

消化酵素不足が引き金となった食物アレルギーは、不消化感、腹部膨満感、腹痛、さらには潰瘍性大腸炎《かいようせいだいちょうえん》、クローン病などの原因となるのです。ですからアメリカでは、Poor digestion means poor health.（「消化不足は不健康」）とさえいわれています。

現在アメリカでは、ＦＤＡ（日本の厚生〔労働〕省に当たる機関）が率先して多くの慢性病の治療にエンザイム・セラピー（酵素療法）を薦めています。消化酵素のサプリメントは体調を整えたり病気を予防したりするばかりでなく、老化の進行を遅らせたりします。またある程度の若返りも期待できます。消化酵素は体内酵素ミラクル・エンザイムの一環として、体に種々の良い変化をもたらし（もちろん個人差はありますが）、時にはマジックのように体に活力、エネルギーとスタミナを与えてくれます。

エンザイム・セラピーの対象となる病気として、次のような症状や疾患があげられています（私の経験からいえば、すべて慢性症状、慢性病はこの対象になると思います）。

消化不良　胃酸過多または胃酸欠乏症　便秘　慢性疲労　慢性下痢　甲状腺障《こうじょうせんしょう》

害《がい》　筋無力症　慢性肝炎　糖尿病　潰瘍性大腸炎　クローン病　食物アレルギー　肥満　痛風　膠原病《こうげんびょう》　膵炎《すいえん》　白内障　虫歯　乳糖不耐症　アレルギー疾患　早期老化　慢性関節炎　静脈炎　動脈硬化　心筋梗塞　脳血栓　ガン　等々

一般に市販されている消化酵素（とくにアメリカでは健康食品として自由に購入できます）に含まれる酵素成分は次の通りです。

ペプシン（たんぱく質分解酵素）　ブロメリン（パイナップルから抽出されるたんぱく質分解酵素）　パパイン（パパイアの実に含まれるたんぱく質分解酵素）　パンクレアチン（動物から摂取された酵素で、たんぱく質、脂肪、グリコーゲンを分解）　リパーゼ（脂肪分解酵素）　アミラーゼ（炭水化物分解酵素）　プロテアーゼ（たんぱく質・でんぷん分解酵素）　セルラーゼ（食物繊維分解酵素）　キモトリプシン（動物由来の酵素で、たんぱく質分解）　ラクターゼ（乳糖分解酵素）　トリプシン（動物酵素で、たんぱく分解）　等々

酵素サプリメントを摂った方がよい理由を、ここで再度要約しておきます。

①　消化・吸収を促進し、栄養補給に役立つ
②　体内酵素を補充する
③　体調を良くし、エネルギー、スタミナ、活力を上げる
④　病気を予防する
⑤　免疫力、治癒力を向上させる
⑥　副作用がなく、子どもから老人まで安心して摂取できる
⑦　他の薬品と併用しても危険ではない。ただし抗凝固剤など（ワーファリン、アスピリンなど）の使用中は医師の指示で服用する

酵素・消化酵素サプリメントを毎日長期間続けて摂取しても、酵素を産出している臓器の機能が悪くなったりすることはないといわれています（例えば、膵臓《すいぞう》肥大や膵炎など）。アメリカではもう長年健康食品店で自由に販売されているのに、日本ではまだ消化酵素の種類によっては医師の処方が必要だったりするような制限があります。厚労省もサプリメントに対してもっと一般の人たちを啓蒙するべきではないでしょう

か。消化酵素サプリメントは、体内酵素の補充に役立ち、病気の予防を促進し、医療費の削減にもつながるわけですから。

最近では日本でも、市販されている消化酵素サプリメントについての情報が得られるようになりましたが、信頼できる情報にもとづいて、ご自身の健康に役立てて下さい。

### ●酵素サプリメントの玄米発酵食品

玄米というのは、生命力がぎっしりつまった生きているお米です。私はいつも「白米ではなく玄米を食べてください」とみなさんにおすすめしています。玄米は稲からもみ殻だけを除いたもので、白米は玄米から糠《ぬか》と胚芽を除き胚乳だけにしたものです。玄米の表皮の糠層や胚芽には、数多くの栄養素がバランスよく含まれています。糠層や胚芽をもつ玄米は、白米と比較して、ビタミン$B_1$やビタミンEや食物繊維は四倍以上、脂質や鉄やリンは二倍以上、ビタミン$B_2$は二倍含まれています。もちろん大事な酵素も、白米では全部取り除かれていますが、玄米にはそっくり残って入っています。そのような玄米を発酵・熟成させたものが、酵素サプリメントの玄米発酵食品なのです。

玄米発酵食品は、玄米を発酵・熟成することで、体内への消化・吸収を増進させたものです。発酵させることによって、多くの酵素やアミノ酸、ビタミンB群、ミネラルなども失われずに含まれています。通常、食物の酵素やビタミンは、加熱調理することで大幅に消滅してしまうので、体内の酵素やビタミンを補うという意味では、非常にすぐれた食品です。

玄米発酵食品の利点は、それだけではありません。活性酸素を解毒するSOD（スーパーオキサイドディスムターゼ）などの酵素、フィチン酸、γ《ガンマ》-オリザノール、γ-アミノ酪酸、レシチン、コリン、サポニン、イソフラボンなども多く含まれているので、免疫力、自然治癒力を高め、生活習慣病の予防や改善に役立つと思われます。また老化防止にも、効果があると考えられています。最近は研究も進み、玄米発酵食品が抗酸化作用を高め、ガンやその他の病気に役立つ食品であることが、これまでの動物実験でもわかってきました。

富山医科薬科大学医学部の田澤賢次教授は、ガンの発生原因である遺伝子の損傷を防止する効果をマウスで研究しています。玄米発酵食品をエサに混ぜたマウスと、そうでないマウスを比べると、玄米発酵食品を加えたマウスのグループの遺伝子の損傷は、明らかに少なかったのです。また中性脂肪も低い数値を保っていることがわかり、高中性脂肪（トリグリセライド）症の改善に役立つことが示されました。岐阜大学医学部の森秀樹教授によるマウスの実験では、玄米発酵食品が大腸ガンの予防に役立つ可能性のあることもわかっています。

玄米発酵食品は、肝臓ガンの予防・改善にも効果のある可能性があります。三〜四カ月で必ず劇症肝炎《げきしょうかんえん》（ウイルス性肝炎などによる肝機能障害を原因として、急激で広範な肝細胞の損傷が発生し、肝機能低下をきたして肝不全になる病気）を起こすマウスを二つのグループに分け、玄米発酵食品をエサに混ぜたグループと、通常のエサを与えるグループを比べたところ、玄米発酵食品をエサに混ぜたグループは、肝炎の発症や死亡の時期が遅くなることがわかりました。しかも、玄米発酵食品を摂ったグループは、玄米発酵食品を多く摂るほど、その効果は高かったのです。詳しいメカニズムは今後の研究が待たれますが、玄米発酵食品は免疫力や治癒力を高め、ガンや生活習慣病の予防に役立つ食品といえるでしょう。

## ●乳酸菌生成エキスで乳酸菌を増やす

腸内細菌のバランスを整えることが、健康状態を決めるということは、これまでも述べてきました。腸内環境を良好なバランスにするには、乳酸菌などの有用菌を優位にしておくことが大事です。有害菌を減らし、有用菌を増やすことで、免疫力・抵抗力が高まり、さまざまな病気の予防や改善につながるのです。ただし、何度も述べるように、有用菌は年とともに減ってきます。悪い食習慣を続けていたり、便秘がちな人も、有用菌は少なくなります。そこで、サプリメントによって、有用菌を増殖させることが必要になってきます。

乳酸菌生成エキスは、大豆を中心とした植物性たんぱく質の中で、十六種類の乳酸菌を繁殖・熟成して作られたものです。エキスを製造する過程では、菌類の培養をはじめ、熟成から抽出まで、すべて自然の作用によって行われます。乳酸菌そのものではありませんが、乳酸菌が作り出す分泌物と菌体の成分が含まれ、次のような効果があります。

① 腸内の乳酸菌を増殖させる。それによって、乳酸菌が白血球のリンパ球の働きを活発にし、腸管の免疫力を活性化させる。また各個人が常在菌としてもっている乳酸菌が増殖することで、体内酵素の産生が増加し、活性酸素などの有害物質を解毒する働きが高まる。

② 生活習慣病、アレルギー、ガンなどの予防、症状改善に役立つ。

③ 便やおならの悪臭をとる。腸内の悪玉菌が減少し善玉菌が増殖した結果、腸内の有毒なガスが少なくなり悪臭がとれる。

④　③によって肝臓で解毒をする負担が軽減され、肝機能を促進・改善する。

⑤　外部から侵入した細菌や、胃の中にいるピロリ菌などの細菌を減少させる、または消滅させる。それによって、下痢や感染症を防止し、既往の症状や病気の治癒に役立つ。

乳酸菌生成エキスは、五〇〜二〇〇ccの水に三〜五ccのエキスを入れて、一日に三〜四回飲みます。有害菌の多い人は、一日に五回飲んでください。乳酸菌生成エキスを飲み続けると、腸内細菌のバランスは確実に良好になり、内視鏡による観察でも腸内環境の改善がみられます。細菌類は自分の分泌物によって、自らが住みやすい環境をつくり、有害菌が住みにくくします。たとえば、胃潰瘍患者によくみられるピロリ菌保菌者の場合、乳酸菌生成エキスを六カ月から一年飲むことによって、六〇%〜七〇%の人に顕著な改善および完全な除菌が可能になります。

乳酸菌を増やすには、ヨーグルトを食べればよいと信じられ、ヨーグルトをよく食べている人もいます。しかし、ヨーグルトによって、腸内に常住する乳酸菌を増やすことは不可能です。ヨーグルトを食べると、食道から胃にいきます。ところが、胃にはpH一・五〜三の強い酸である胃酸があります。この胃酸によって、ヨーグルトの生きた菌はほとんど死滅してしまうのです。仮に腸までいった乳酸菌があったとしても、われわれが生後からもっている常在菌の仲間入りはできません。しかし死菌の菌体成分と分泌物はある程度役立つと思います。

ヨーロッパのコーカサス地方には、百歳以上の高齢者がたくさんいる有名な長寿村があります。長寿の秘訣として、自家製ヨーグルトを摂っているといわれていました。しかし、実際にはここの人々はヨーグルトは食べていなかったという記事がニューヨーク・タイムズに出ていました。ヨーグルトを食べる地域の人々が長寿なのは、植物食中心の食事で、特にミネラルの豊富な水や空気など環境も良いといったことが、要因であるといわれています。

**私たちの腸内に常住している何十兆という乳酸菌を効果的に増やすには、乳酸菌生成エキスを飲むことがいちばん良い方法ではないかと思われます。**健康な人でも、便秘がちであったり、慢性の下痢、食欲不振、頭痛、肩こり、腹痛、肌荒れ、胸やけなど自律神経失調症《じりつしんけいしっちょうしょう》の症状が出ている人たちには相当の効果がみられます。また、難治疾患とされている潰瘍性大腸炎《かいようせいだいちょうえん》やクローン病にも、私の食事法、良い水とともに使用すると著効がみられました。

## ●ビール酵母で抗酸化酵素を摂る

ビタミンやミネラルと酵素は相互補助関係にありますから、ビタミン、ミネラル、酵素が体の中で働くには、それぞれが体内に十分保たれていなくてはなりません。多くのビタミン、ミネラル、酵素類をいっしょに補給できるのが、酵素サプリメントのビール酵母です。

ビール酵母は、ビールを製造する過程で使う発酵菌です。麦芽を煮て作る麦汁にビール酵母を加え、発酵させると、酵母は麦汁に含まれている麦芽糖、ミネラル、アミノ酸などの栄養素を吸収して増殖していきます。発酵した酵母は沈み、上澄み液をろ過してビールができます。そして、酵母の成分を加熱・乾燥してできたものがビール酵母です。

ビール酵母は、必須アミノ酸を含むたんぱく質を多く含んでいます。またビタミン類、ミネラル類、食物繊維も豊富です。とくにビタミン類のうち、ビタミンB群はほとんど含まれています。しかしビタミンCは含まれていません。ミネラル類では、カリウム、カルシウム、マグネシウム、鉄、銅、そして亜鉛やセレンといった微量ミネラルも含んでいます。さらにビール酵母には、活性酸素を解毒する酵素のグルタチオン・ペルオキシターゼも含まれているのです。

**ビール酵母は、ビタミンB群が肝機能や代謝機能を活性化させたり、ミネラルのカリウムが高血圧を予防したりします。また老化防止にも効果があることがわかっています。**もちろん酵素のグルタチオンペルオキシターゼが、活性酸素の解毒作用を高めます。ビタミン、ミネラル、食物繊維、酵素を補給できるので、健康維持や生活習慣病の予防に最適といえるでしょう。ビール酵母といっても、アルコールを含んだビールを飲んでも効果はありません。

### ●納豆《なっとう》から生まれたパワフル酵素――ナットウキナーゼ

日本古来の伝統食品である納豆は、発酵食品のところでも述べましたように、食品そのものとしてもビタミン$B_2$やビタミンE、各種ミネラルが豊富な優れものですが、納豆菌自体も腸内環境を整える優れた作用を有しています。納豆菌は胃酸にも耐えて腸にたどりつき、腸内の善玉菌の増殖を助けて整腸・便通を改善するだけでなく、悪玉菌の作り出す有害物の排泄を促し、肝臓や肌の負担を軽くします。

また納豆菌が作り出す独自の酵素に優れた血栓《けっせん》溶解《ようかい》作用《さよう》があることが須見洋行教授によって発見され、ナットウキナーゼと命名されました。血栓を原因とするさまざまな生活習慣病やエコノミークラス症候群などの予防に役立つサプリメントとして複数のメーカーから販売されています。さらに納豆の粘性やにおいを取り除いた精製納豆菌培養物（エヌケイシーピー〈NKCP〉）などの新しい栄養補助食品も開発されています。

## ●バイオブラン（アラビノキシラン）は免疫細胞を活性化する

われわれの体には免疫系統がしっかり備わっており、ウイルスや細菌の感染やガン細胞の発生から守る働きをしています。腸内細菌と免疫作用のところでも説明したように、免疫というのは、病気の原因となる細菌、ウイルス、ガン細胞などを攻撃するしくみです。

免疫系統はたくさんの細胞や組織で構成されていて、働きはそれぞれ異なります。そのなかでガン細胞を直接攻撃するのは、白血球のNK細胞です。NK細胞はガン細胞を見つけると、これを殺していきます。本来、人間の体内でガン細胞は次々と生まれていますが、NK細胞など、免疫細胞がしっかり機能することで排除されているのです。

ところが、食事や生活習慣の影響などで体内酵素が消耗されると、だんだん免疫機能も弱まってきますので、ガン細胞の排除がむずかくなってきます。そうして、ガンを発症した場合、治療として手術療法、薬物（抗ガン剤）療法、放射線療法が行われます。しかし、これらガンの三大治療は、活性酸素を体内で大量に発生させます。ガン治療の弊害は、すでに述べた通りです。

そこで、新しい試みとして免疫療法が臨床現場で行われるようになりました。免疫療法とは、手術などの治療をした後で、免疫力を活性化してガン細胞を排除していこうというものです。この免疫療法の一つとしてバイオブラン（アラビノキシラン）というサプリメントが用いられています。

バイオブランというのは、穀物の種子を保護している高分子糖質のヘミセルロース（食物繊維）の主成分で、イネ科の食物に多く含まれています。これまでは種子の保護物質であるため、あまり重要視されていませんでしたが、米糠《こめぬか》のヘミセルロースを利用したアラビノキシランの作用が発見され、病気予防や治療に使用されるようになりました。

とくに効果があるとみられているのがガン治療です。米糠のヘミセルロースの構成糖はアラビノースとキシロース（5炭糖）で、これらをシイタケの酵素で加水分解することによってできたバイオブランは食物繊維としては分子が非常に小さく（一〇〇万分の一ミリ）、そのため小腸の腸管から血中に吸収されます。血中に吸収されたバイオブランは、NK細胞に接触します。そしてNK細胞の活性を高めると、インターフェロンが分泌されます。さらにインターフェロンがマクロファージなどに働きかけて、NK細胞と協力してガン細胞を撃退するわけです。またバイオブランが腸管から吸収されると、T細胞やB細胞といったリンパ球や顆粒球《かりゅうきゅう》も増えて、免疫細胞が活発になることもさまざまな動物実験や研究で確認されています。

バイオブランは自然界にある成分なので、副作用の心配がなく、安心して摂ることができます。ガンの他、白血病、糖尿病、高血圧、動脈硬化、ウイルス性肝炎、アレルギー、メニエール病などにも効果があることがわかってきました。したがって、ガン予防や治療の予後だけでなく、免疫系、神経系、ホルモン系の病気の予防や改善にも役立つとみられ、臨床データが続々と集積されています。

## ●多種の効果が得られるキチン・キトサンとグルコサミン

中年以上になって、血糖値や尿酸値が上がる、血圧やコレステロール値が上がる、といったさまざまな生活習慣病の症状があらわれる人はたくさんいます。また年齢に関わらず、腰痛、関節炎、筋肉痛に苦しむ人もいます。そうした病気や症状の治療や改善に、注目されているのがキチン・キトサンとグルコサミンです。

キチン・キトサンとは、カニやエビの甲羅や殻などに含まれている動物性の食物繊維のことです。カニやエビの殻は、炭酸カルシウム、たんぱく質、キチン質、色素といった四つの成分からなっています。カニやエビの殻から、炭酸カルシウムやたんぱく質を取り除くとキチンができ、さらにこのキチンを部分加水分解することでキトサンができます。

キトサンにする利点は、胃酸に溶けるため、これをサプリメントとして飲むことで成分の効果が顕著に得られることです。キトサンは、血糖値、尿酸値、コレステロール値を下げる効果があり、糖尿病や高血圧などの生活習慣病の予防や改善に効果があります。

とくにコレステロール値が高い場合、キチン・キトサンの効能は明らかになっています。肝臓でできるコレステロールの量は、食物として摂る量の五倍〜十倍も多いといわれています。コレステロールは肝臓で胆汁酸から作られます。そのため高コレステロール症を治療するうえで、小腸内の胆汁酸が再吸収されないことが大切になってきます。

血中コレステロール値を下げるためには、イオン交換樹脂などが治療薬として使用されていますが、同じくプラスイオンに荷電しているキチン・キトサンがマイナスイオンである胆汁酸を吸着し、便の一部として排泄するので胆汁酸の再吸収が減少し血中のコレステロール値が下がるということになります。またキチン・キトサンは、抗ガン剤の副作用、リウマチ、アレルギー性鼻炎、アトピー性皮膚炎、ストレスなどの改善、さらには余分な脂肪の吸収を防ぐダイエット効果も認められています。

一方、このキトサンの構成する物質のひとつが、グルコサミンです。グルコサミンは、キチンを完全加水分解してサプリメントに製造します。グルコサミンは、もともと私たちの体内にある物質で、軟骨細胞《なんこつさいぼう》で作り出されるアミノ酸です。その働きは、軟骨を作るのに必要なグリコミノグリカンという物質の生成をうながし、軟骨の再生を助けます。

しかし、加齢によりグルコサミンの産生が減り、しかも食物にはほとんど含まれていないので、食べ物から補給することはできません。そのため、高齢になって軟骨がすり減ることで発症する変形性膝関節症《しつかんせつしょう》には、グルコサミンのサプリメントが利用されています。軟骨がすり減って、自力で歩行できなくなっていた人でも、グルコサミンによって苦痛が解消し、軟骨が再生したという多数の報告があります。変形性膝関節症の他にはリウマチ、関節炎、腰痛などにも高い効果を発揮しています。

グルコサミンは、アメリカで最も売れているサプリメントのひとつです。腰痛、筋肉痛、関節炎の予防・改善に効果があるので、これらの症状のある人の大半が服用しているといわれています。近年、市販の硫酸塩や塩酸塩グルコサミンよりも、さらに高い機能を有するNアセチルコリングルコサミンが開発され、期待が高まっています。Nアセチルコリングルコサミンは、腰痛や関節炎の予防や症状の軽減、疲労の緩和、目の乾きから、皮膚の保湿など美容作用にいたるまで、その多種機能が注目されています。

キチン・キトサンは主として生活習慣病に、グルコサミンは関節炎などに利用されていますが、それぞれ多様な効果が認められているので、必要に応じ利用してください。

## ●ガン抑制効果の高いメシマコブ

ガンの三大治療の限界をみてとった多数の臨床医師が、治療に使用しているのがバイオブラン（アラビノキシラン）、アガリクス茸、そしてメシマコブです。メシマコブも、担子菌類ハラタケ科に分類されるきのこです。メシマコブの名は、長崎県の女《め》島《しま》に自生する木に生えていたことに由来しています。アガリクス茸、まいたけ、しいたけなど、きのこ類の抗ガン作用は研究が進められており、サプリメントの作り方はさまざまです。メシマコブは、アガリクス茸と同じくきのこの本体の菌糸体を培養・熱処理したものと、カサや胴体部の子実体を熱処理したものがあります。

メシマコブの効果は、ガン細胞の増殖・転移の抑制、抗ガン剤の副作用軽減、ガンの予防などです。メシマコブは、白血球のマクロファージやT細胞やNK細胞を活性化します。動物実験によると、ガン細胞のできているマウスにメシマコブを与えたところ、マクロファージの活性が五倍も高まったということです。またNK細胞は、メシマコブによって活性が二倍高まることから、ガン細胞を見つけるとただちにそれを殺すNK細胞を増強することで、ガン細胞の増殖を抑えるとともに、予防にも効果があることがわかっています。

メシマコブは、バイオブラン（アラビノキシラン）、アガリクス茸と同様、免疫細胞の免疫機能を上げて、ガンを撃退しようというものです。その作用機序は、数多くの臨床例から確認されています。ただし、メシマコブも製品によって効果は千差万別であり、市販のメシマコブを利用する際は、抗ガン効果がしっかり証明されているものを選ぶことです。

## ●種々の免疫調整を担うきのこ冬虫夏草《とうちゅうかそう》

冬虫夏草は、さまざまな虫に寄生して成長するきのこです。冬に土の中できのこの菌糸体が幼虫に寄生し、夏に子実体が生えてくるため、この名がつけられました。世界では約三五〇種類、日本では約三〇〇種類の冬虫夏草が発見されています。

主な効能については、ガンの予防と抑制、呼吸器系の改善、細胞の損傷修復、抗酸化作用、精力増強、生活習慣病の改善などです。とくに気管支炎、心臓病、鼻炎などには高い効果を上げています。ガンの効果に関しては、冬虫夏草も白血球やインターフェロンを活性化することが動物実験で証明されています。また活性酸素を解毒・中和するβ《ベータ》－グルカンが、多量に含まれていることがわかっています。冬虫夏草のサプリメントは多種類のものがあり、コウモリガの冬虫夏草から培養されたものが効果があるといわれています。

## ●免疫調整と抗酸化作用のプロポリス

プロポリスは、ミツバチの酵素、ミツバチが樹木から採取した樹液や植物から抽出した成分を合成したニカワ状の天然物質です。ミツバチは自分たちの巣にプロポリスを塗っていますが、このプロポリスの抗菌作用が、巣の中の雑菌繁殖を防いでいるのです。

プロポリスは、アミノ酸、酵素、ビタミン類、ミネラル類、そして活性酸素を抑え、免疫機能を高めるフラボノイドを含んでいます。効果としては、白血球のマクロファージなどを活性化することによる抗ガン作用、免疫機能の調整、抗酸化作用、抗菌・抗ウイルス作用、抗ストレス作用、血圧を下げる、などがあげられます。近年、アルテピリンCという成分が含まれていることがわかり、臨床応用への研究の結果、ガン培養細胞へのアルテピリンCの投与によって、数日でガン細胞が消滅することが明らかになりました。

## ●ガン細胞抑制効果もあるコンドロイチン

コンドロイチンというのは、サメの軟骨です。サメの体はすべて軟骨で形成されており、この軟骨の成分がガン細胞の抑制や、炎症の抑制に効果があることがわかりました。

サメの軟骨中には、ムコ多糖類《たとうるい》という物質があります。ムコ多糖類は、動物の細胞や組織や器官を結びつけている結合組織の粘着物質です。このムコ多糖類の成分であるコンドロイチン硫酸が、たんぱく質と結びついて、ガン細胞の増殖阻止、炎症抑制作用、変形性膝関節症《へんけいせいしつかんせつしょう》改善作用、リウマチ改善作用などをもたらしているのです。

抗ガン作用としては、ムコ多糖類がガン細胞の血管を攻撃することで増殖を防ぐため、乳ガン、前立腺ガン、膵臓《すいぞう》ガンなど血管形成がさかんなガンに有効であるとされています。またコンドロイチンが、皮膚や組織の老化を修復したり、カルシウムの代謝を助けて骨粗しょう症を防止したり、肝機能を向上させたり、過酸化脂質を除去することなどもわかっています。

## ●優れた有機栄養源スピルリナ

スピルリナは、いまから三十億年前に誕生した藍藻《らんそう》類（青緑色の藻）の一種で、熱帯の高温、強アルカリ性の湖に生息しています。成分の六〇％がたんぱく質、一〇％が食物繊維、さらにビタミン、ミネラル類を豊富に含んでいる優れた有機栄養源として急速に注目を集めています。

①　各種の必須アミノ酸を一〇〇グラム中四十グラム以上含んでおり、これは牛乳の三倍、大豆の二倍といわれています。

②　ビタミン$B_1$、$B_2$、$B_6$、$B_{12}$など体内の代謝をよくするビタミンB群や骨粗《こっそ》しょう

症の予防に有効なビタミンK群が豊富です。

③　β《ベータ》‐カロチンの含有量はクロレラの一〇倍、ほうれん草の四〇〜六〇倍といわれています。

④　余分なコレステロールを溶かして流す働きのあるリノレン酸も豊富。

スピルリナにはこれらの有効成分が豊富に含まれているだけでなく、細胞壁が非常に柔らかく消化・吸収が早いという特長もあります。体の免疫機能を向上させて有害物の排泄に役立つだけでなく、肝機能の強化や細胞の活性化にも優れた働きを示します。宇宙食としての研究も進んでいるといわれています。

## ●ポリフェノールが体の酸化を防ぐ

私たちの体内では、いつも活性酸素や毒素が発生しています。また食物や空気といっしょに、いろいろな有害物質が入ってきて、体内酵素を失わせ体をサビつかせます。

そのような体を酸化する物質に対して、対抗するのが抗酸化物質です。酸化作用を防止するには、まず食物に含まれるビタミンやミネラルや酵素をしっかり摂ることが大切です。ビタミンA・C・E剤やミネラルのセレン剤など、サプリメントを摂ることも必要でしょう。

近年はビタミン剤やミネラル剤の他に、さまざまな抗酸化物質としてのサプリメントが開発されており、ポリフェノールもそのひとつです。ポリフェノールは、植物の光合成によって産生された色素などの成分で、すぐれた抗酸化作用をもつ物質です。ほとんどの植物に含まれ、その種類は約四〇〇〇種にもおよぶといわれています。多様な種類をもつポリフェノールは、野菜や果物や大豆などに含まれるフラボノイド、コーヒーの成分などに含まれるクロロゲン酸、ごまなどに含まれるリグナン、ウコンに含まれるクルクミン、果物に含まれるエラグ酸、野菜や果物に含まれるクマリンなどに分類されています。

ポリフェノールの効果は、抗酸化作用をはじめとして、肝機能の向上、ホルモン系統の調整、高血圧の抑止、殺菌作用などがあげられます。抗酸化作用の実験によると、血液に活性酸素を注入して、そこにポリフェノールを加えると、酸化される時間が約二〇％延長されることがわかりました。ポリフェノールのサプリメントは、抗酸化作用のあるビタミンなどを配合したものがありますので、それぞれ内容をみて必要なものを選んでください。

## ●脳血管性認知症の予防・改善にも役立つイチョウ葉

ポリフェノールには数多くの種類がありますが、そのなかでも強い抗酸化作用で知られているのがフラボノイドです。フラボノイドは、光合成によってできる黄色系の色素の成分です。フラボノイドには、鎮静作用、炎症抑制、血管壁の強化、抗菌・抗ウイルス作用、血液循環改善、視力改善、肝機能の増進、コレステロール値の低下などの効果があります。とくにビタミンCと併用して摂取すると、その有効作用が倍加するといわれています。

このフラボノイドを十三種類も含んでいるのが、イチョウ葉のサプリメントです。

日本国内では健康食品として扱われていますが、ドイツやフランスでは医療品として認可されているほどの効果があるのです。イチョウ葉は、十三種類のフラボノイドの相乗効果で、体内の血液の循環、とくに末梢の血液の血流をよくします。それによって、高血圧や糖尿病などの生活習慣病の予防や改善に効果を発揮しています。

またイチョウ葉の効果として強調すべきは、イチョウ葉の成分であるギンコライドが、脳血管の障害による脳血管性認知症（痴呆症）の予防と改善に役立つことです。ギンコライドは、アレルギー疾患を抑制する働きがあることもわかっています。イチョウ葉のエキスはさまざまな製品がありますが、国内産の無農薬のイチョウ葉を使ったものを摂るようにしてください。

## ●抗酸化作用と老化防止のメラトニン

メラトニンという松果体《しょうかたい》ホルモンは、ここ数年注目されている抗酸化物質です。メラトニンというのは、人間の脳の最深部にある分泌腺から、ほんの少しずつ分泌されているホルモンです。このホルモンは、時差ボケを調整する薬としても知られています。それとともにビタミンCやEの数百倍もの抗酸化作用があるといわれ、老化を防ぐ効果もあるといわれています。強力な抗酸化作用をもつのは、ビタミンCやEが体の細胞の一部にしか浸透しないのに比べ、メラトニンは脳細胞を含め体全体にいきわたるからです。

また体内のメラトニンは、年をとるにつれて分泌量が減るので、これをサプリメントとして摂ることで老化防止効果があるとされています。その他には、高血圧の抑制、心臓病の予防、白内障の改善、認知症（痴呆）やパーキンソン病なども防ぐ効果があります。血中のメラトニン濃度が上がると、白血球のリンパ球やインターフェロンが増え、免疫力を高めることもわかっています。

メラトニンは、穀物、野菜、果物、海草など種々の植物にも含まれています。メラトニンのサプリメントは、植物の抽出成分を合成したもので、アメリカではどこの健康食品店でも入手できます。メラトニンの重大な副作用は、現在まで報告されていませんが、どのくらいの期間どのくらいの量を摂れば安全なのかまだはっきりわかっていません。通常は一日に一～三㎎とされています。

## ●生命維持に重要な役割を果たすコエンザイムQ10（通称ビタミンQ）

コエンザイムQ10（略してCoQ10＝コーキューテン）という物質が最近にわかに注目されるようになりました。全身の細胞が生活に必要なエネルギーを作り出す働きを助ける補酵素《ほこうそ》として重要な物質です。ビタミン様作用因子ともよばれ、ビタミンそのものではありませんが、「ビタミンQ」という通称で呼ばれることもあります。CoQ10の働きを具体的に見てみましょう。

①　生命活動の基本を支える　私たちの生命活動は全身の細胞にあるミトコンドリアという器官で作られるATP（アデノシン三リン酸）というエネルギーによって支えられています。呼吸から得られる酸素、食事から得られる炭水化物やたんぱく質、脂肪などが体内でエネルギーに変わるわけですが、そのうちもっとも使いやすい炭水

化物からのエネルギー産生のプロセスにＣｏＱ10が重要な役割を果たしているのです。ＣｏＱ10が不足すると、生体のエネルギー工場といわれるミトコンドリアの働きが低下し、全身の骨格や内臓、脳などに重大な悪影響を及ぼします。

② 強力な抗酸化作用をもつ 私たちの体が食事や環境のさまざまな影響によって活性酸素（フリーラジカル）と呼ばれる毒素にさらされていることについては、繰り返し述べてきました。活性酸素はいわば体をサビ付かせてダメージを与える物質で、ガンや心臓病、脳血管障害などの引き金にもなっています。

われわれは体内の酵素や体外から取り入れる抗酸化物質（ビタミン、カルチノイド、ポリフェノール）によって活性酸素を分解して健康を維持しています。そしてこの抗酸化物質の主役的な位置に躍り出てきたのがＣｏＱ10なのです。ビタミンＣやビタミンＥと並ぶ強力な抗酸化作用をもつと同時に、抗酸化物質の仲間であるビタミンＥが効力を発揮する際にＣｏＱ10が不可欠であることもわかってきました。

体内のＣｏＱ10は青身の魚や豆類などに多く含まれ、バランスのとれた食事によって補うことができますが、加齢によって必要量が増え不足しがちになります。サプリメントとして入手することが可能になっていますので、ＣｏＱ10不足を感じるようになったら是非補給してください。

## 良い水を飲むことが非常に大事

食事・水・排泄・運動・精神的な充実感（幸せであること）というのが、健康と長寿のためには大切な原点です。ここでは健康を維持するための良い水について述べます。

人間の体にとって、水は非常に大事なものです。なぜかといいますと、体の細胞にはつねに新鮮な水が必要だからです。新鮮な水を飲むことによって、老廃物や毒素を素早く排出できるのです。つまり、水が全身の新陳代謝を改善してくれるわけです。

病気や老化は慢性の水不足すなわち慢性脱水によって起こるといっても過言ではあり

ません。豊富な水があってこそ体内酵素の働きも十分に可能になるわけです。

人間の体のほとんどが水でできているのは、ご存じでしょう。子どもで七〇～八〇%、大人で六〇%～七〇%、老人になると量は減ってきますが五〇%～六〇%は水でできています。人間の体を構成しているすべての細胞は、水で満たされているわけです。たとえば、血液の液体成分のうち血漿《けっしょう》は五五%ですが、そのうち九〇%までもが水です。血液の流れ、リンパ液の流れ、尿の流れ、胃腸の流れ、空気の流れなど、私たちの体には長大な流れがあり、これらの流れが滞《とどこお》ると、たちまちなんらかの病気があらわれてくるのです。

これらの体の中の流れは良い水を飲むことで顕著に改善されます。たとえば水は気管支中の痰などをよく排泄し、気管支の粘膜を潤すことによってウイルス・細菌感染を防ぎ、気管支のけいれんもとり、空気の流れすなわち呼吸力が増します。気管支や肺に十分な水のサプライがないと空気の流れが阻害されます。

それでは、体の水の流れを停滞させないようにするにはどうすればいいのでしょうか。それには、一にも二にも良い水を飲むことです。水を飲まなくても、体の中で水分はできます。食物の糖質が分解されると、炭酸ガスと水になるからです。また食物にも水は含まれているので、そこからも水を摂ることはできます。しかし別に水は水として良い水を十分に飲むことが重要です。

飲んだ水は、約十五分で皮膚の表面に達し、約二十分で細胞全体に達します。ですから、新鮮な水をきちんと飲んでいると、体の細胞は水で満たされ、同時に老廃物を排出するのです。水が体内や腸内できちんと循環することで、腸内環境が整えられ、新陳代謝がよくなり、胃腸の働きもよくなり、排尿、排泄の状態もよくなり、血中の中性脂肪や尿酸値なども減り、皮膚はみずみずしさを増し、結果として体の健康と若さを維持できるというわけです。

もちろん、飲む水はどんな水でもよいわけではありません。水道水の害については、すでに述べた通りです。**日頃飲んでいる水の質によって、健康が左右されるといっても、決していいすぎではないのです。**良い水の条件は次のようなものです。

①塩素を含んでおらず、酸化されていないこと。
②水のクラスター（分子）が小さくて、体に吸収されやすいこと。
③還元作用（抗酸化作用）をもった水（酸化を防止する作用をもった水）であること。
④水のpH（水素イオン指数）が八・〇以上で、弱アルカリ性であること。
⑤カルシウム、マグネシウム、カリウム、ナトリウム、鉄などのミネラル成分がバランスよく含まれていること。
⑥酸素と二酸化炭素が適度に含まれていること（飲んでおいしいと感じるのは、一リットル中に酸素五mg、二酸化炭素二〇mg）。
⑦水に溶けている酸化カルシウムの量が少なく、適切な硬度であること。
⑧活性酸素を除去する活性水素を含有する水であること。酸化還元電位（ORP）が低い水であること。
こうした条件を満たす水として、おすすめしたいのは、電解還元水です。体内でビ

タミンやミネラルを細胞や血液に吸収するとともに、老廃物や毒素を溶解し体外へ排出します。電解還元水は、活性酸素を除去する物質（活性水素イオン）が含有され、抗酸化作用のある水です。これらの水を飲み水や調理に使用するには、少々高価でも活性力のある浄水器をとりつけたほうがよいと思われます。市販の浄水器には、塩素などを除去する高性能活性炭、還元抗酸化作用、生体水に近づける$\pi$化、クラスターを小さくした磁化、マイナスイオン化、抗菌作用などを装備した製品があります。また入浴における塩素の害から体を守り、抗酸化作用もそなえた入浴用浄水器もあります。

こうした良い水を、飲み水、調理、入浴などに使えば、健康の促進とともに、病気や老化の予防に役立つはずです。ただし、注意していただきたいのは、飲み水はいくら良い水だからといって、のべつまくなしにいつ飲んでもいいということではありません。

私は一日に良い水を約二～三リットルは飲んでいますが、通常は一日一・五リットトルでいいでしょう。まず朝起きぬけに五〇〇ミリリットル、昼食の三十分〜一時間前に五〇〇ミリリットル、夕食の三十分〜一時間前に五〇〇ミリリットルの水を飲むようにします。ただし人によって、あるいは病気によって加減する場合があります。また外部の温度によっても変わります。

食事の三十分〜一時間前に水を飲めば、食事を摂るときには水は腸の中に入っているので、胃が水でいっぱいで食事が食べられないということはありません。あとは食事中にもコップ一杯ずつくらい飲みますが、消化酵素を薄めますので、食事中はあまり大量に飲まない方がよいと思います。それと、水の温度は温かめにして、ゆっくり飲むというのが基本です。夏場やお風呂あがりに冷たい水を飲む場合でも、できるだけゆっくり飲んでください。冷たい水を時間をかけて心静かに飲むと、脳神経の興奮をおさえてストレス解消にもなります。

とにかく、水は百薬の長といってもいいと思います。良い水を飲む習慣をつけることで、体内の水もよどみなく流れ、生命活動が滞りなく営まれるのです。

## 腸内環境を良くするコーヒー・エネマ（腸洗浄）

排泄というのは、健康に大きく関わっています。腸内で活性酸素を発生させ、腸内環境を悪化させる元凶ともいえるのが便秘です。便秘については前にも述べましたが、便を腸内にためることによって、硫化水素《りゅうかすいそ》、フェノール、スカトール、インドール、アンモニア、アミン類などの有毒なガスが腸内で発生し、同時に活性酸素も発生します。またつねに腸内に便の残存があれば、腸内で有害菌が増殖し、腸内細菌のバランスは崩れてきます。そうして腸内細菌が関与している、体の免疫力、抵抗力、自然治癒力も弱まっていくわけです。

こうした腸内環境の悪化に対処するには、コーヒー・エネマ（腸洗浄）をおすすめします。コーヒー・エネマというのは、肛門から薄いコーヒー液を入れて、大腸、とくに横行結腸《おうこうけっちょう》、下行結腸《かこうけっちょう》、S字結腸、直腸の内部を洗い出す方法です。

この方法は、約七十年前にドクター・マックス・ゲルソンによって開発されたガン療法のひとつです。ドクター・ゲルソンのガン治療の基本的な理論は、腸の働きを正常にし、肝機能の回復をはかり、体内の解毒作用を徹底して続行させるというものです。コーヒー・エネマによって、毒素や活性酸素を解毒する肝臓の代謝機能を復活させ、体全体の治癒力を高めることを主眼としているわけです。コーヒー・エネマを続けることで、単に便秘の解消のみならず、治癒力が高まり、体全体を活性化することができるのです。

実際のやり方は、想像されるよりずっと簡単です。市販されているエネマバッグとコーヒー・エネマ液（一五五cc）を用意し、ぬるま湯を加え約一〇〇〇ccを三五℃ぐらいにして、トイレのフックにバッグをかけます。そして、床に膝をついて前傾姿勢をとり、挿入チューブを肛門から直腸に挿し込み液を入れるだけです。二分ほどで液を入れ終わったら、挿入チューブを抜いて、トイレに座り排泄します。コーヒー・エネマは一日一～二回行ってください。行う時間は、都合のいい時間でかまいません。

ただし、排便のリズムをつくる必要がありますので、朝昼晩いずれかの食後一〜二時間の決まった時間に行うようにします。

コーヒー・エネマの終了後には、排泄中に腹部マッサージをすると効果的です。マッサージの方法は、片手の手のひら全体を使って、時計回りにお腹をゆっくり円を描くように軽く押していきます。とくに左下腹部は強めに押してください。排泄中にマッサージを続けることで、排便の効果はさらに高まります。このマッサージは、便秘の症状がない人でも行うとよいと思います。お腹をよくマッサージすると、腸内の血液の流れがよくなり、腸内細菌が活性化されます。腸内細菌がよく働けば、体内酵素の産生も向上します。

コーヒーは口から飲むと、二七種類のカフェインなどの化学物質が腸内細菌や体に害をおよぼしますが、肛門から入れると逆に良い効果をもたらします。肛門からコーヒーを入れることによって、消化や吸収をつかさどる有用菌にダメージを与えることなく、むしろ大腸の肛門近くに多くいる有害菌とともに、腸に滞《とどこお》っている便をスムー

## 図６　コーヒー・エネマと腹部マッサージ

右手の指の腹全体を使っておなかを時計回り、すなわち腸内で便の動く方向にゆっくり回す。排便が終わるまで続ける。

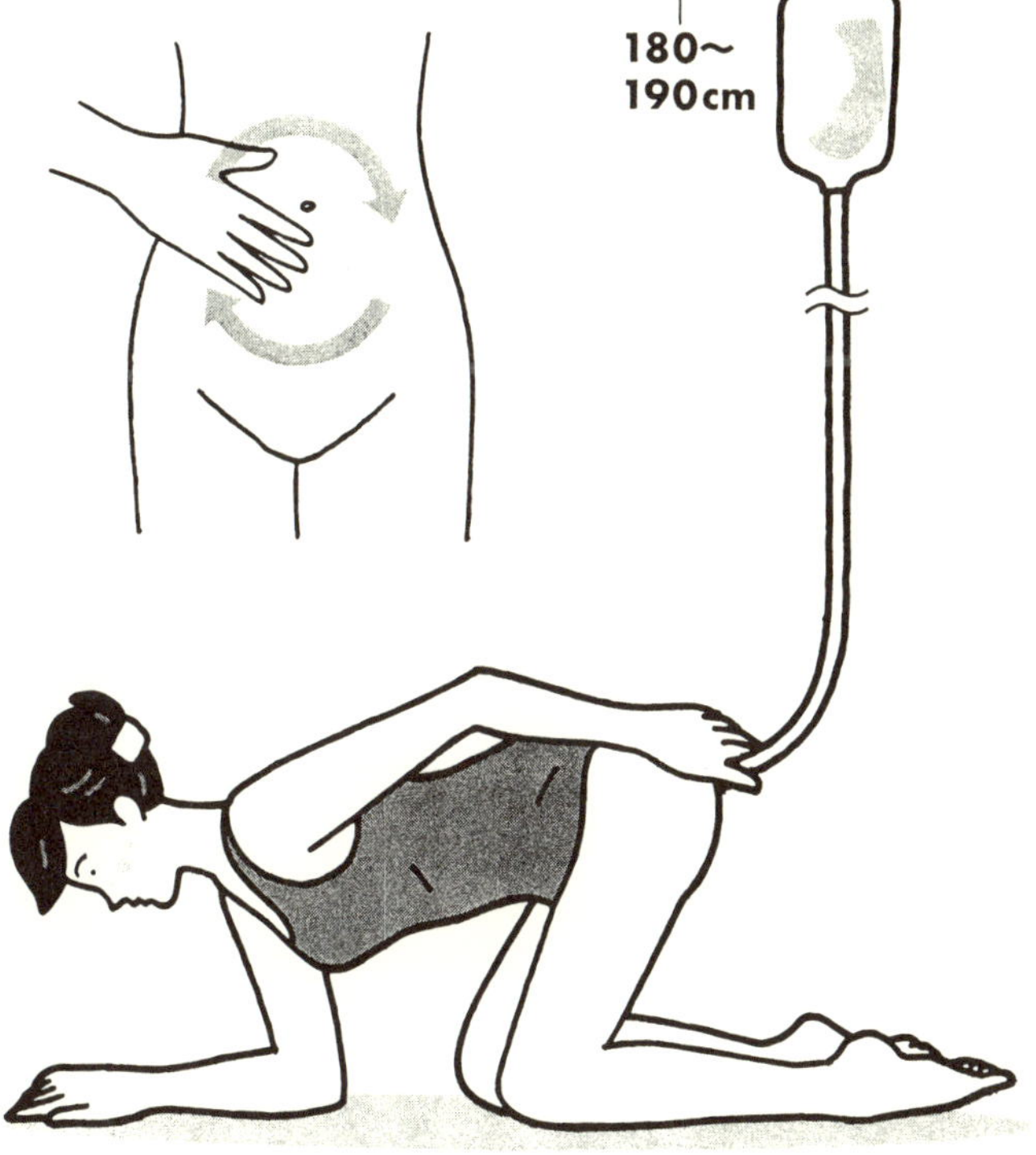


浣腸器に市販のコーヒー浣腸液（155cc）を入れ、お湯で３〜４倍に薄め35℃ぐらいにしてトイレのフックにかける。床にひざを立てひじを突く前傾姿勢をとり浣腸液を入れる。１日１〜２回、食後１〜２時間に行う。貧血、下痢、粘液便のある人は控えてください（医師に相談）。

ズに排泄してくれるのです。

それと、コーヒー・エネマのもうひとつの大きな効果は、血液中の毒素をより効果的に排出できることです。血液中の毒素や老廃物は、肝臓でつくられる胆汁として、便といっしょに排泄されます。このとき肝臓の胆管《たんかん》を広げて、血液中の毒素を胆汁《たんじゅう》の中に出しやすくしたほうがいいわけです。ここで役立つのが、コーヒーに含まれている物質です。コーヒーには、カフェインやテオフィリンといった物質が含まれています。カフェインやテオフィリンは、大腸の壁から吸収されると、門脈《もんみゃく》という大静脈を通って肝臓に入ります。そして、肝臓の毛細血管や胆管を広げて、血液中の毒素を胆汁といっしょに排泄できるように役立っているのです。

コーヒー・エネマに使うコーヒーは、飲むコーヒーをエネマ用として使用することもできますが、コーヒーの濃さが調節されていてミネラルや乳酸菌生成エキス、Em-X（有用微生物群のエキス）などを含むコーヒー・エネマ液を利用されたほうがより効果的です。このコーヒー・エネマ液には、ナトリウムやカリウムなどの各種ミネラルが含まれています。そのため、急激に便を排泄しても、体内のミネラルのバランスが崩れるのを防いでくれます。またコーヒー・エネマ液には、乳酸菌を強化する乳酸菌生成エキスも含まれていますので、腸内で乳酸菌を活性化してくれるのです。

コーヒー・エネマを行うと、食物のカスである便が、大腸を通過する時間が短縮されます。コーヒー・エネマで腸の中をきれいにして腸内環境を良くすれば、さまざまな病気の改善や治療に役立ちます。便秘は薬を飲まなくても、予防したり解消することはできるのです。便秘が続いている人は、ぜひコーヒー・エネマで便秘の自然な根治を目指してください。もちろん便秘がちではない健康な人も、体の恒常性を高めるために、より若さと健康を保つ秘訣としておすすめします。

## 適度な運動は、体のすべての流れをよくする

運動もまた、健康維持、病気や老化防止の大事な要素です。適度な運動は、前述の

体のすべての流れをよくし、新陳代謝、免疫力、抵抗力を高めます。毎日少しずつでも運動をしている人とそうでない人とでは、中年以降の健康状態はずいぶん違ってきます。運動をほとんどしない人は、よく体を動かして運動をする人に比べると、ガンや心臓病になる危険性が二倍になるといわれているのです。

とはいえ、中高年になってからいきなり過激な運動をすることは、かえって害になります。過激な運動をすると、多量の酸素を必要とし、呼吸の量を増やして、そのぶんだけ活性酸素が発生します。若いときは体内酵素がたくさんあるので、そうした活性酸素をきちんと解毒できますが、年とともに体内酵素が減少して解毒する機能が弱まってきます。ですから、中高年になってからの、過激な運動は避けるべきなのです。

それと、ビタミンやミネラルの点からいっても、過激な運動は問題です。過激な運動をすると、副腎皮質ホルモンの消費が激しくなりますので、副腎皮質ホルモンの原料となるビタミンCをしっかり摂取しなければなりません。またミネラルも激しい運動によって消耗します。ワシントン大学の研究によると、一週間に二十五マイル（一マイルは約一・六キロメートル）走る人は、同年齢の走らない人に比べて、脊椎のカルシウムの損失が二倍になったということです。過激な運動ではなく、適度な運動をすることが、カルシウムを消化管から十分に吸収し、骨を強くすることにつながります。**運動は体に良いことではありますが、やりすぎるとビタミンやミネラルの欠乏を招き、かえって健康を阻害することもあるのです。**

それでは、過激な運動ではなく、適度な運動というのは、どのようなことをすればいいのでしょうか。たとえば、一日二〜三キロメートルのウォーキング、水泳、テニス、ゴルフ、ウェイトトレーニング、筋肉トレーニング、ストレッチなどです。これらの運動を無理のないペースで、週に四〜五回は行います。買い物なども、できるだけ歩いて行くようにしましょう。

ただし、これらの運動でもある程度の活性酸素は発生します。したがって、運動をしたあとは、休息と食物から必要な栄養を摂ることによって、活性酸素を中和し無害にするようにつとめてください。繰り返しますが、運動を全然しないのはいけませんが、過激な運動もいけません。何ごとも中庸ということが、体にとっては重要な理念であるのです。

## 幸せであることが病気を防ぐ

食事、水、排泄、運動、そしてもうひとつ大事なのが精神的な充足感（すなわち幸せであること）です。たとえ良い食習慣を守り、良い水を飲んで、規則正しく排泄し、適度な運動をしていたとしても、精神的な充足感がなく、幸せではなければやはり病気になってしまいます。ガンなども、本人が前向きでポジティブでなければ予防できないし治らないといっても過言ではないのです。

では、なぜ精神と体の健康はつながっているのでしょうか。それは精神的な状態によって、自律神経《じりつしんけい》が交感神経《こうかんしんけい》優位になったり副交感神経《ふくこうかんしんけい》優位になったりするからです。ストレスを受ければ、交感神経が優位になって、白血球の顆粒球《かりゅうきゅう》が増えます。ストレスによって過剰に顆粒球が増殖すると、攻撃する相手を探して、まわりの正常な組織を損傷しはじめます。それによって、攻撃された細胞は炎症などを起こし、胃潰瘍、十二指腸潰瘍、潰瘍性大腸炎といった病気になるのです。逆にいつもポジティブな気持ちでいれば、副交感神経が優位になり、ガン細胞にも非常に強いリンパ球が増殖します。

リンパ球が増えれば、免疫機能が高まり、免疫力、抵抗力、治癒力も活性化されるわけです。その意味で、副交感神経を優位にし心身のバランスを整える呼吸法である調息法なども有効です。呼吸法・調息法などについて書かれて本も出ていますから参考にしてください。病は気から、というのは十分に根拠のある話で、いかに日頃から良い精神状態を保つかが大切なのです。

私たちの体は、精神状態と切り離せないものです。ですから、ストレスを受けたらリラクゼーションを心がけ、心身のバランスをとることが必要です。仕事で心も体も疲れたら、ゆっくり休養してください。ストレスの多い社会で生きている現代の人々は、自分がのんびりリラックスできる状態を、意識してつくることは大事です。ストレスはなるべくすぐに解消し、前向きでポジティブな気持ちでいることが、体全体の健康につながるからです。

それと、忘れてはならないのは、地球に住んでいる私たちは、大地や大気の影響を受けて生きているということです。たとえば、天気が良ければ、気持ちがいいわけです。裸足で走り回る子どもは、元気に育ちます。反対に汚染された空の下で暮らすと、病気になります。高層マンションなどで生活をすると、気持ちが沈みやすいということもいわれています。

私たちは大気、植物、水、土壌、鉱物などの恵みを受けて、生を営んでいるのです。大地や大気が与えてくれるものをありがたく受けとめ、自然に感謝し日々幸せであろうとする心がけが、ほんとうの健康な人生をつくることになるのではないでしょうか。

## 現代医学への提言

高齢化社会の到来にともなって、日本人の健康への関心はますます高まりつつあるように思います。この時代に生きている私たちは、誰もが健康維持と老化防止ということに、直面しなくてはならなくなってきました。

元気で長生きしたいと願うのであれば、人間の体を全体として見ることが大切です。

高齢化社会を背景に、さまざまな健康法が紹介されています。しかし、それらは人間の体を部分的に見た健康法です。「ガンにならないためには、これを食べなさい」「糖尿病や高血圧にならないためには、このサプリメントを摂りなさい」、そうした情報を得ることは悪いことではありませんが、それだけでガンや糖尿病や高血圧を防ぐことができるわけではないのです。なぜなら、人間というのは、単なる部分の寄せ集めではなく全体として非常によくできた緻密な生物体だからです。

私たちは生物体であると同時に、個性をもった個体でもあります。つまり体の構造は同じでも、免疫力や抵抗力や自然治癒力は、それぞれの人間の部分で個性があるということです。それは生まれながらの遺伝もあるでしょうし、それぞれの食習慣、生活習慣、生活環境からできあがった部分もあるでしょう。たとえば、同じ食べ物を、同じ量食べているのに、太る人もいればそうではない人もいます。あるいは、同じ内容のものを食べても、お腹を下す人もいればなんともない人もいます。

ですから、それぞれが個性をもった個体であるがゆえに、悪い食事を続けていると、病気のあらわれ方も違ってくるわけです。動物食を好んで食べているとしたら、膵臓《すいぞう》の悪い人は、糖尿病となってあらわれますし、腎臓《じんぞう》の弱い人は、腎炎や痛風《つうふう》になってあらわれます。要するに、**病気というのは、その人の遺伝的・体質的に弱いところに日頃のつけが回ってあらわれたものなのです。**

ですから、ガンを防ぐにはこの健康食品がいい、糖尿病にはこのサプリメントが効く、高血圧にはこれを食べれば大丈夫、という誰にでも当てはまるような特別なものはありえません。どこか調子の悪い部分があると、そこを治しさえすれば、健康になるような気がします。しかし、人間の体は精密につながっており、その人によっても強い部分や弱い部分は異なります。

ガンにはこの食べ物、糖尿病にはこのサプリメント、高血圧にはこの飲み物、というのではなく、体全体を健康にすべきです。体に良いといわれるものを積極的に摂るのはいいのですが、大前提として全人的な発想が大切です。もっとその人の全体を見て、生活全部を見直して、そこではじめて健康法がなりたつわけです。

どうして人は体全体を見ずに、この食べ物が体にいい、この飲み物が効くとなったら、それに飛びついてしまうのか。そのように思考していきますと、現代医学のありようにいきつきます。

たとえば、大学病院などは、消化器内科、循環器内科、腎臓内科、神経内科、心臓血管外科、脳神経外科、形成外科、整形外科と細分化されています。そして、そこでは臓器別診断、臓器別治療が行われています。胃ガンであれ、大腸ガンであれ、乳ガンであれ、その患者さんの生活習慣や食事の内容を原因として、免疫系統、神経系統、ホルモン系統すべてが関与してガンが発生しているのに、胃ガン、大腸ガン、乳ガンの専門医しか診断、治療を行うことはできないのです。

私は長年アメリカと日本で内視鏡検査を実施してきて、その人の胃腸を見れば、その人はこれまでどういうものを食べてきて、胃腸の他にどこが悪いのか、どこが弱いのかすぐに診断できるように、できるだけ体全体を検査するように心がけています。ところが、今は、その人の全体を見て、治療をしていく、健康にしてあげるという発想をもつドクターが少ないと感じます。

繰り返しますが、人間の体を作っているのは、食物と水です。いったん病気になってしまったら、食事を改善することなくして、ほんとうの健康は得られませんし、元気で長生きをすることはできないのです。

本書の冒頭で述べたように、アメリカでは一九七七年に政府機関による「マクガバン・レポート」で食事と病気の関わりが報告されました。この報告では、食事の改善が病気の予防と治療に役立つ基本であることを示しています。しかし、日本では現在でも、食習慣と病気の原因の関係は、ほとんど無視されているか、または考慮されない状態です。多くの医師の関心は、病気の早期発見と治療であって、病気予防のための医療はなされていません。患者さんは病気にならないための生活指導、食生活の具体的な方法などは、ほとんど指導してもらえないのが現状です。

その大きな原因のひとつは、薬を処方したり検査をしないと、健康相談だけだと保険料収入がほとんどないことでしょう。しかし、予防医学という観点からいえば、医療費のなかにも健康相談という項目があってしかるべきです。健康相談で適切な指導をすることで、対症療法にすぎない薬漬けや、検査漬けといった弊害もなくなるはずです。

アメリカでは三十年以上前に、大々的な医療費の見直しをしました。日本もそろそろこの問題に取り組んで、保険制度の大改革をしないことには、増加し続ける医療費は国の存亡にすら関わっているといわざるをえません。日本でもアメリカに遅れること二十五年にして、慢性病の原因が食習慣や生活習慣によるものとの認識が高まり、成人病という名称が生活習慣病に変更されるようになりました。医療費が大幅に削減されれば、一人一人が自分の健康に責任をもたなければならなくなります。そのためには、食物や水についてもっと学び、病気になる前に、自分の努力で健康を保てるようにならなければならないのです。

私の医師としての大きな役割は、すべての人が幸せで健康な人生を送れるように、病気を予防するにはどうすればいいかを説くことだと思っています。どうぞ良い食べ物を摂り、良い水を飲み、前向きな気持ちを保って、健康と長寿をまっとうしてください。

# 秘訣は『胃腸は語る』にあり

宮城県　村上光正　八十七歳

私は現在八十七歳、すこぶる健康そのものです。三十四年間内科疾患ゼロです。その秘密は正《まさ》に新谷先生の御著書『胃腸は語る』の健康長寿法にありといっても過言ではありません。

私が先生のご本を購入したのは一九九九年八月十六日でした。早速拝読させて頂いてびっくり、且つ心うたれました。私が三十数年間実行してまいりました事柄が、殆ど全て含まれているのです。私は玄米食（歴三十四年）、断食療法（最長四十日、延べ約三十回）、健康マラソン（三十二年、五～十キロ）、サイクリング（マラソンから切り換えて三年）等を執拗に実行してまいり、すばらしい成果をあげることができました。

肉を食べなくなってから早や十二年になります。ガン予防のためβカロチン摂取については特に意をもちい、人参十キロ入り一箱で購入し、ジュースにして一人で平均十日で飲み尽くすようにしております。もう人参ジュースを大量に飲みはじめてから四年になります。何しろ、風邪をひいたことここ何十年も一回も無しですから、この分では頭も体もぴんぴんして一二〇歳以上生きること可能なりと信じ、日々楽しく過ごしております。

多くの方々に健康の秘訣を訊《たず》ねられたり相談をうけたりしますが、その折は私の体験を語り、また大切な方法として新谷先生の『胃腸は語る』を是非読まれることをお奨めいたしております。特に親しい人には自分で購入して差し上げることもあります。

新谷式健康法と私

## 胃腸は嬉しそうに答えてくれる

北海道　川崎代氣子　四十一歳

私たち家族は十三年ほど前から、玄米菜食を実践することで健康になりました。きっかけは、なかなか良くならない私の自立神経失調症と子どもたちのアレルギーを治したくて、さまざまな健康法を試した結果でした。玄米と野菜を良く噛み、腹八分目で食べていると、頭も体もすっきりで、体の調子がよいのですが、気がゆるんで、体に必要のない物を食べたり、よく噛みもせずにたくさん食べたりすると、頭がボォーっとして重たくなり、体もだるくて眠く、思うように動けません。そんなことを体感しながら今日に至っています。

人間は、環境、運動、食べ物、思い、さまざまな物事が影響しながら生かされているわけですが、体内の実態を知る機会があまりありません。新谷先生の『胃腸は語る』は、身体に良いことをしていれば、胃腸もちゃんと嬉しそうに答えてくれていることを鮮明に伝えています。胃腸を目で確認できたことで、自信が付きました。食べたものが私たちの身体を作っていることは事実であり、食べたものが、一番最初に通過する胃腸のことを、これからも思いやりながら健康を保っていきたいと思います。

『胃腸は語る』を書いてくださり、ありがとうございました。

新谷式健康法と私

# 統合医療への摸索の中で

千葉県　石川博昭　四十四歳

胃腸内環境が著しく悪化すると、そこで産出された様々な病気の原因物質が肝臓で解毒し切れないまま全身へと行き、いずれは各臓器や組織での疾病となって現れるとすれば、「心臓学」「膵臓病学」等々、病気になった各臓器や組織における対策を各論的に研究してきた従来の医学はある意味、末梢での対策をしてきたと言える気が致します。

万病の中枢・根源はまさに胃腸内環境であり、そこの環境浄化こそ根源的な最善の疾病対策と言えるでしょう。今後の医学は胃腸内環境浄化をいかになすか、という形にパラダイム・シフトすると考えられ（「胃腸内環境医学」とでも言いましょうか）、『胃腸は語る』はその理論的根拠と実証的事実を私達一般人にも解りやすく著わして下さった画期的な名著と言えます。

また現在、現代医学と代替医療を統合した「統合医療」が願われ様々な摸索がなされている中で、同著はその動きを飛躍的に推進するタイムリーな役割をも果たすと考えられ、それによって救われる人の数は計り知れません。私も救われた者の一人として、新谷弘実先生の御功績には心から感謝と尊敬の思いでおります。この場をお借り致しまして厚く御礼申し上げる次第です。有難うございました。合掌。

# あとがき

私が世界で初めて大腸内視鏡によるポリープの切除に成功してから三十五年余の歳月が流れました。患者さんにとって身体への負荷が小さい非開腹の切除術はその後世界の標準となって普及しました。この事実は私のひそかに誇りとするところでもあります。

一方で私は、現在まで日米で延べ三十万人の胃腸を内視鏡検査するなかで、何をどのように食べているかが、その人の胃腸ばかりではなく、全身の健康を左右することを確認するに至りました。そして「予防にまさる治療はない」との信念に基づいて「新谷式食事健康法」を打ち立て、多くの方々に実践していただくことに努めてきました。その一環として刊行した前著『胃腸は語る』は、多くの読者を得てロングセラーとなり今日まで版を重ねています。

本書はその続篇として構想されました。なぜ腸内の環境を整えることが全身の健康のベースになるのかを、腸内細菌と体内酵素の関係、体の免疫メカニズムなどもご理解いただけるように書いてみました。また、健康維持に役立つサプリメント類についても触れるようにしました。複雑な現代社会にあっては、食事だけで十分な栄養素を摂ることができない生活を送っている人も多く、サプリメントによって補わなければならないと考えたからです。

読者の皆様の声をコラムとして本書に掲載致しました。原稿をお寄せくださった方々に感謝致します。鯉渕年祐社長をはじめ、本書の刊行を進めてくださった弘文堂の皆様にもお礼を申し上げます。

この本が多くの方の健康づくり、病気予防に役立てば幸いです。

二〇〇五年（平成十七年）四月

ニューヨークにて　新谷　弘実

【著者】
新谷弘実（しんや・ひろみ）
HIROMI SHINYA, M. D.

プロフィール・略歴は本扉の裏およびカバーの袖に掲出しました。
ホームページ URL　http://www.drshinya.com

【著者の連絡先】
○東京
新谷オフィス
電話（03）3505-2737　FAX. 03(3505)5460
E メール：info@drshinya.com
ホームページ URL：http://www.drshinya.com

健康の結論――「胃腸は語る」ゴールド篇

平成17年6月15日　初版1刷発行
平成18年8月15日　同　5刷発行

著　者　新谷　弘実
発行者　鯉渕　友南
発行所　株式会社　弘文堂　101-0062 東京都千代田区神田駿河台1の7
TEL 03(3294)4801　振替 00120-6-53909
http://www.koubundou.co.jp
制　作　有限会社　東弘社　101-0062 東京都千代田区神田駿河台2-1-19-1112
TEL 03(5283)3990
装　幀　ニュートラルコーポレーション
印　刷　港北出版印刷
製　本　井上製本所



ISBN4-335-65118-X